Self-Lifting

ECON Ratgeber

Zum Buch:

In wenigen Wochen um Jahre jünger aussehen – das können auch Sie. Mit Self-Lifting, einem sensationell einfachen und natürlichen Übungsprogramm, läßt sich ohne Skalpell und die oftmals bedenkliche Einnahme von Hormonen ein jugendliches Aussehen erhalten oder sogar wiedergewinnen.
Nach dem überaus erfolgreichen Self-Lifting-Programm für das Gesicht hat nun die Autorin Camille Volaire in Zusammenarbeit mit einem Sportmediziner die Erweiterung Ihres Trainingsprogramms entwickelt: Self-Lifting für Dekolleté und Busen.
Der Erfolg gibt ihr recht. Mit kontinuierlicher Übung, die täglich nur wenige Zeit in Anspruch nimmt, lassen sich verblüffende Ergebnisse erzielen. Beim Lächeln, eine überaus geeignete Methode, bestimmte Muskelpartien zu straffen, fängt das an und geht bis hin zu gut erläuterten Übungen, die Kissen, Kobra oder Albatros heißen.
Self-Lifting macht Spaß. Es wirkt nahezu mühelos – und vor allem: Es verbessert Ihr Aussehen nachhaltig. Sie werden es sehen. Fangen Sie nur an!

Die Autorin:

Camille Volaire, geboren 1945, ist verheiratet und hat einen Sohn. Sie hat bereits zahlreiche Arbeiten für verschiedene französische Fernsehsender, vor allem im Bereich Schönheitspflege und Kosmetik veröffentlicht. 1990 entwickelte sie gemeinsam mit einem bekannten Sportmediziner die Methode Self-Lifting und schrieb darüber ein Buch, das in Frankreich sofort zum Bestseller avancierte und ein ungeahntes Medienecho auslöste. Tausende von Dankschreiben bestätigten den spektakulären Erfolg von Self-Lifting. Auch in Deutschland macht Camille Volaires einzigartige Methode der Gesichtsgymnastik Furore. Durch Auftritte in mehreren deutschen Fernsehsendungen wurde die Autorin einem größeren Publikum bekannt.
Nach dem erfolgreichen »Self-Lifting. In zehn Wochen um zehn Jahre jünger« erscheint nun im ECON Taschenbuch Verlag ihr zweites Buch. Dieses ist eine wunderbare Ergänzung und konsequente Erweiterung ihres bewährten natürlichen Übungsprogramms zur Erhaltung Ihrer Schönheit.

Camille Volaire

Self-Lifting

Für Dekolleté und Busen

ECON Taschenbuch Verlag

Veröffentlicht im ECON Taschenbuch Verlag
Originalausgabe
© 1996 by ECON Verlag GmbH, Düsseldorf
Umschlaggestaltung: Klaus Blumenberg
Titelabbildung: ZEFA, Düsseldorf
Sämtliche Abbildungen im Innenteil: Camille Volaire
Die Ratschläge in diesem Buch sind von der Autorin und Verlag sorgfältig geprüft; dennoch kann eine Garantie nicht übernommen werden. Eine Haftung der Autorin bzw. des Verlags und seiner Beauftragten für Personen-, Sach- und Vermögensschäden ist ausgeschlossen.
Lektorat: Ulrike Preußiger-Meiser
Gesetzt aus der Syntax und Stone Serif
Satz: HEVO GmbH, Dortmund
Druck und Bindearbeiten: Ebner Ulm
Printed in Germany
ISBN 3-612-20564-1

Inhalt

Einführung	7
Die Antwort auf all Ihre Fragen	11
Der natürliche Büstenhalter	13
Test A	14
Test B	15
Welche Effekte hat das Self-Lifting-Programm auf den Busen?	16
Übungen für den richtigen Start	19
Sterntaler und Warm-up	20
Die Tempeltänzerin	24
Der Elefant	29
Wer schön sein will, muß lächeln!	34
Der Albatros	39
Der Tennisball	42
Die Pyramide	47
Das Buch	52
Die Wiege	56
Das Puzzle	61
Die Armschere	66
Das Kissen	70
Der Kinnheber	75
Die Kobra	80
Die liegende Kniebeuge	85

INHALT

Armkreisen 88
Liegestütz für den Oberkörper I 91
Liegestütz für den Oberkörper II 93
Das Ellenbogenkreisen 95
Das Signal 100
Die Lokomotive 105
Die Armpumpe 110
Der Bogen 115
Die Armwippe 120
Der Powergriff 125

Übunngen mit Aerobic-Hanteln für Fortgeschrittene .. 131
Überkopfkreuzen 132
Das Brustkreuz 137
Das Signal 141
Signal mit Rumpfbeuge 146
Brustkreuz mit Rumpfbeuge 151

**Übungen mit dehnbarem Latexband für
Fortgeschrittene** 155
Die Diagonale 156
Die Armstreckung 161
Armöffner I 165
Armöffner II 170
Die Flagge 175
Die Fledermaus 179

Self-Lifting – ein System, das alle begeistert 183
**Self-Lifting für Dekolleté und Busen: Es ist nie zu früh
und nie zu spät** 186

Einführung

Als ich 30 Jahre alt war, mußte ich wieder einmal zu einer Routineuntersuchung zu meiner Gynäkologin. Zum Abschied machte die Ärztin eine Bemerkung, an die ich mich heute noch so gut erinnere, als ob sie erst gestern gefallen wäre. »Für Ihr Alter hängt Ihr Busen viel zu sehr«, meinte sie. »Sie sollten jetzt unbedingt einen gut stützenden BH tragen!«
Sie hatte recht. Ich hatte tatsächlich einen Hängebusen. Aufgrund einer zu schwach ausgebildeten Muskulatur, die an sich eine Art natürlichen BH bilden soll, wurde meine Brust zu wenig gestützt. Doch mit diesem Problem war ich nicht allein: Jede zweite Frau ist mit ihrer Brust unzufrieden.
Aber trotz ihres guten Rates, etwas dagegen zu tun, schenkte ich dem Problem weitere zehn Jahre keine besondere Aufmerksamkeit, außer, daß ich mir einen gut sitzenden Büstenhalter kaufte. Auch meine Mutter bestätigte die Aussagen meiner Frauenärztin immer wieder – unbeachtet von mir.
Meine gleichgültige Haltung behielt ich bis zu der Zeit bei, als ich mein Self-Lifting-Programm fürs Gesicht zusammen mit einem Sportmediziner entwickelte. Insbesondere bei meiner Lächelübung, die ich besonders mag und für die ich den Slogan prägte »Wer schön sein will, muß lächeln!«, fiel mir nach einigen Wo-

EINFÜHRUNG

chen des Trainings auf, daß sich nicht nur mein Gesicht und mein Hals straffte, sondern daß auch meine Brustmuskeln in gleicher Weise positiv beeinflußt wurden. Sie können diese Wirkung selbst sofort feststellen, wenn Sie sehr kräftig lächeln und beobachten, wie sich dabei Ihre Brüste nach oben heben. Und egal, ob Sie kleine oder große Brüste haben, jede Brust kann schön und attraktiv sein, denn wirklich wichtig ist, daß sie auf ganz natürliche Weise gehalten wird. Dafür sind zwei Muskelgruppen hauptsächlich verantwortlich: einerseits die an sich kräftigen Brustmuskeln, die die Stützen eines natürlichen BHs bilden sowie eine ausreichend trainierte Rückenmuskulatur, die für eine gute Haltung verantwortlich ist. Stark entwickelte und trainierte Muskeln garantieren Ihnen, daß Ihre Brust bald wieder die Form einer Zwanzigjährigen erhält. Sie werden dank Ihrer Anstrengungen bald einen straffen und attraktiven Busen bekommen.

Alle meine persönlichen Erfahrungen haben mich ermutigt, weiterzumachen, um meinen Busen systematisch zu verbessern. Und genauso, wie ich mein Self-Lifting-Programm für das Gesicht entwickelte, konnte ich jetzt wieder zusammen mit einem Sportmediziner ein spezielles Self-Lifting-Programm für den Busen zusammenstellen. Positive Erfahrungen hatte ich ja in der Zwischenzeit ausreichend gesammelt.

Sie können sich sicher meine Überraschung vorstellen, als ich mich nach meinem Self-Lifting-Trainingsprogramm für den Busen wieder einmal bei einem Gynäkologen routinemäßig untersuchen ließ und er mir anerkennend sagte: »In Ihrem Alter (damals war ich gerade 47 Jahre) können Sie glatt auf einen BH unter dem T-Shirt verzichten!«

Glauben sie mir: »Sie sehen nicht nur im Gesicht viel

EINFÜHRUNG

jünger aus, sondern Ihr Busen hat auch wieder die Form und die Straffheit eines jungen Mädchens.«

Am stärksten beeindruckten mich in meinem Leben die Liebesbriefchen, die mir jetzt – wie in Schulzeiten – zum ersten Mal wieder zugesteckt wurden. Natürlich bemerkte ich die bewundernden Blicke, aber daß ich eine derartige Anziehungskraft ausübte, das war doch eine neue Erfahrung für mich, die mich in meinen Anstrengungen bestärkte.

Liebe Leserinnen, Sie werden auch bald mit Komplimenten überschüttet werden und bewundernde Blicke ernten. Sie werden sich stark und selbstsicher fühlen, denn mit Self-Lifting für den Busen werden Sie Ihre Trümpfe ausspielen können. Sie werden Ihre Freude selbst an gewagten Dekolletés finden. Sie werden Ihren Busen wieder mögen. Als Dank für alle Ihre Mühen bekommen Sie wieder ein attraktives, jugendliches Aussehen – ganz ohne Skalpell und ohne unschöne Narben.

Meine Freundinnen waren somit nicht nur erstaunt über meine Verjüngung im Gesicht, sondern bemerkten auch die positive Veränderung meines Busens und wollten natürlich unbedingt von mir das Geheimnis dieser wunderbaren Veränderung wissen.

Praktisch in jedem Kulturkreis gilt die Brust als Ursymbol von Weiblichkeit und Mütterlichkeit. Ihre natürliche Funktion als Quelle des Nährens ist aber nur ein Teil, für den die Frauenbrust steht. Sie gilt – und zwar bis ins hohe Alter – vornehmlich auch als Sinnbild unserer weiblichen Sexualität. Den meisten Frauen ist es daher sehr wichtig, wohlgeformte Brüste zu besitzen. Diese äußerlichen Geschlechtsmerkmale der Frau, die in der Medizin sekundäre (zweitrangige) Geschlechtsmerkmale genannt werden, sind nicht nur in bezug auf die erotische Ausstrahlung und sexuelle Empfin-

EINFÜHRUNG

dung im Zusammensein mit dem anderen Geschlecht von Bedeutung, sondern spielen auch für das Selbstbild von uns Frauen eine wichtige Rolle. Es trifft daher zu, wenn man sagt, daß der Busen das Symbol für die Schönheit von Frauen sei. Versuchen Sie es mit den nachfolgenden Übungen, und Sie werden sich bald mit Stolz im Spiegel betrachten. Nehmen Sie sich intensiv dem Training Ihrer Brüste an, und Sie werden erkennen, wie wichtig die Ausbildung Ihres natürlichen Büstenhalters ist. Sie werden an Selbstbewußtsein gewinnen, weil sich Ihr Einsatz bald auszahlt. Mit dem Self-Lifting-Trainingsprogramm ist es auch für Sie ganz einfach, einen schönen Busen zu bekommen – so wie er in Ihrer Jugendzeit aussah.

Viel Erfolg!

Camille Volaire

Die Antwort auf all Ihre Fragen

Müssen sämtliche Übungen ausgeführt werden?

Sie sollten zunächst alle Übungen ausprobieren. Sie werden dann sehr schnell die zehn Lieblingsübungen herausfinden, auf die Sie besonders gut ansprechen und die Sie dann aber regelmäßig machen sollten.

Wieviel Zeit muß für die Self-Lifting-Übungen pro Tag aufgewendet werden?

Steigern Sie die von Ihnen ausgewählten zehn Übungen in den ersten zehn Tagen langsam auf eine Häufigkeit von 20mal pro Übung. Anschließend machen Sie die nächsten zehn Tage jede der von Ihnen ausgewählten Übungen je zehn Mal.
Sobald Sie das von Ihnen gewünschte Ergebnis erreicht haben, brauchen Sie Ihr Self-Lifting-Übungsprogramm nicht mehr täglich, sondern nur noch dreimal pro Woche zehn Minuten lang durchzuführen, um die einmal erzielten Ergebnisse zu halten.

Gibt es eine Altersgrenze für die Wirksamkeit von Self-Lifting für Dekolleté und Busen?

Es ist, was Busen und Dekolleté angeht, auch nie zu

früh und nie zu spät mit dem Self-Lifting für Dekolleté und Busen zu beginnen. Wenn man rechtzeitig anfängt, kann man einen straffen Busen bis ins hohe Alter bewahren. Aber keine Angst, wenn Sie später damit anfangen, dann werden Sie trotzdem mit dem Trainingsprogramm wieder eine straffe und schöne Brust zurückgewinnen. Bevor Sie mit den Übungen beginnen, fragen Sie im Zweifelsfall auch Ihren Arzt.

Wann sollten die Self-Lifting-Übungen durchgeführt werden?

Sie können Ihr Übungsprogramm morgens ebenso gut einplanen wie am Nachmittag. Wichtig ist nur, daß Sie wirklich regelmäßig Ihre Übungen machen.

Muß man beim Self-Lifting für Dekolleté und Busen mit negativen Nebenwirkungen rechnen?

Nein. Im Gegensatz zu operativen Eingriffen spürt man beim Self-Lifting keinerlei negative Nebenwirkungen.

Der natürliche Büstenhalter

Die Brust wird von verschiedenen Brustmuskeln gehalten. Je besser die Brustmuskeln entwickelt sind, desto größere Chancen bestehen, daß die Brüste in der immer gleichen Position verbleiben. Auch mit Hilfe der Haut werden die Brüste gestützt. Doch durch ihr Gewicht haben sie im Laufe der Zeit immer die Tendenz, sich nach unten abzusenken (vgl. Abb. 1).

Die optimale Position der Brust wird im Idealfall vollkommen ausreichend durch den sogenannten natürlichen BH gehalten. So wird die Haut im Bereich der Brust sowie das darunter liegende Muskelgewebe – von den Schultern, dem Hals bis zur Oberseite der Brüste – bezeichnet. Doch nur durch die Straffheit von diesem

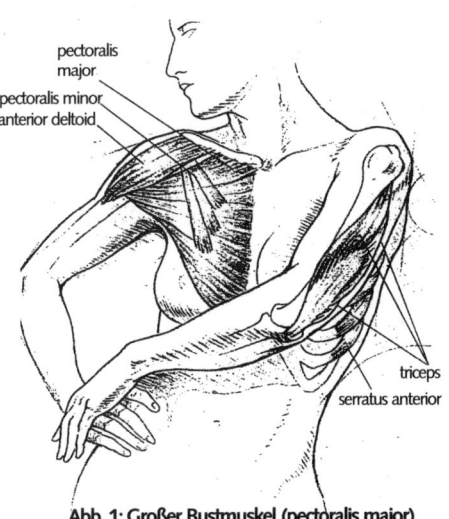

Abb. 1: Großer Bustmuskel (pectoralis major) und kleiner Brustmuskel (pectoralis minor)

natürlichen BH wird gewährleistet, daß die Brüste in der optimalen Position gehalten werden. Festigkeit und eine schöne Form lassen sich auf diese Weise langfristig sichern. Folgende Grundtypen der Brüste werden unterschieden: (vgl. Abb. 1a).

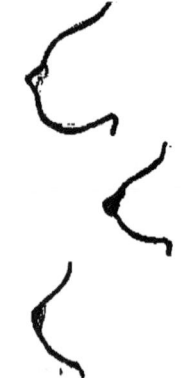

Abb. 1a: Formen der weiblichen Brust
– Halbkugelbrust (oben)
– Kegelbrust (Mitte)
– Knospenbrust (unten)

Test A

Mit einem ersten kleinen Test können Sie selbst überprüfen, ob Ihr Busen eine nach ästhetischen Gesichtspunkten optimale Position aufweist.

Versuchen Sie mit Hilfe eines Fadens ein gleichschenkliges Dreieck zu bilden. Die Grundlinie dieses Dreiecks sollte von einer Brustwarze zur nächsten reichen. Die beiden Seitenlinien müssen dann jeweils an der Vertiefung am Halsansatz (Jugulum oder Drosselgrube) en-

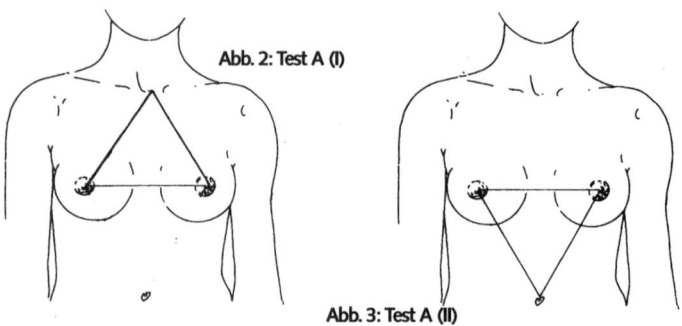

Abb. 2: Test A (I)

Abb. 3: Test A (II)

DER NATÜRLICHE BÜSTENHALTER

den. Fällt dieses Dreieck ganz gleichmäßig und gerade aus, so haben Sie einen optimalen Körperbau aufzuweisen (vgl. Abb. 2).
Bilden Sie nochmals ein Dreieck mit gleicher Grundseite, wobei dieses Mal die nach unten gerichtete Spitze der Bauchnabel bildet (vgl. Abb. 3).

Test B

Wenn Sie testen wollen, ob Ihre Brüste durch den natürlichen BH gut gehalten werden, dann lächeln Sie bitte mit ganzer Kraft. Stellen Sie dabei fest, daß sich die Oberseite Ihres Busens und der Hals dabei schön zusammenziehen, und merken Sie gleichzeitig, wie sich Ihr Busen dabei deutlich anhebt, dann funktioniert Ihr natürlicher BH (vgl. Abb. 4).

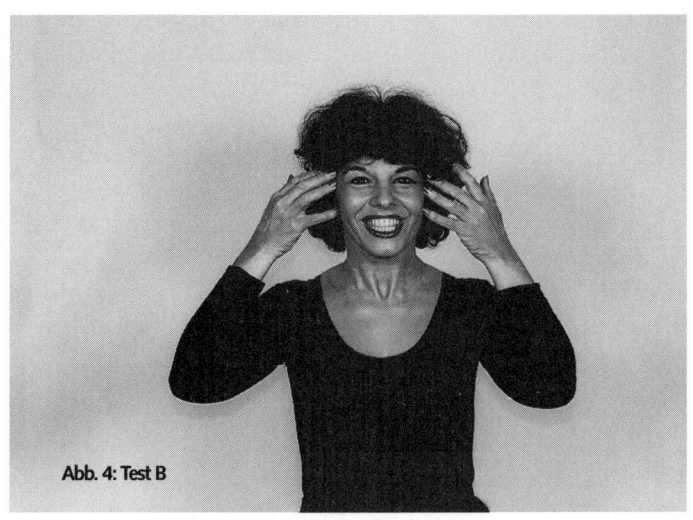

Abb. 4: Test B

Welche Effekte hat das Self-Lifting-Programm auf den Busen?

(1) Stärkung und Wiederaufbau des natürlichen BHs sowie eine verbesserte Haltung.
(2) Modellierung einer harmonischen Busenform sowie eines glatten Dekolletés: Eine schöne Körpersilhouette entsteht.
(3) Anmutige Bewegungen. Kräftigung der Muskulatur insgesamt.

WELCHE EFFEKTE HAT DAS SELF-LIFTING-PROGRAMM?

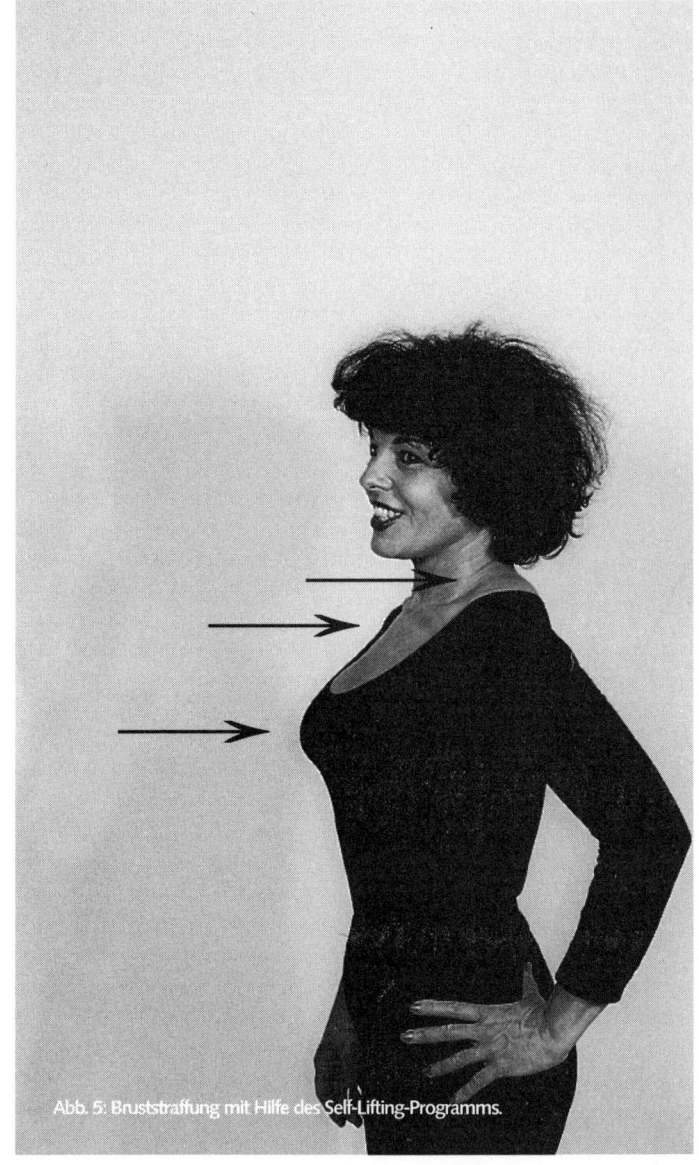

Abb. 5: Bruststraffung mit Hilfe des Self-Lifting-Programms.

Übungen für den richtigen Start

Sterntaler und Warm-up

A. Was ist Ziel dieser Übung?

Diese Übung streckt den Oberkörper und stärkt gleichzeitig die Rückenmuskulatur. Sie eignet sich auch sehr gut für das Warm-up, damit die Muskulatur für die nachfolgenden Übungen gelockert wird.

B. Wie muß die Übung ausgeführt werden?

Auf den Zehenspitzen stehend probieren Sie rasch wechselseitig mit hochgestreckten Armen, nach einem imaginären Stern zu greifen, wobei Sie bei jedem »Griff« die jeweilige Faust ballen.

C. Was bringt diese Übung?

Diese exzellente Übung richtet sie wieder auf und bringt Ihnen Ihre volle Körpergröße, so wie Sie sie als junger Mensch hatten, wieder zurück. Sie werden bei dieser Übung auch ein Gefühl von Freiheit und Beschwingtheit verspüren (vgl. Abb. 6).

Übungspraxis

Wenn Sie die oben beschriebene Übung gut beherrschen, dann dürfen Sie die Anzahl der Übungseinheiten über die nächsten zehn Tage auf zwanzig steigern.

ÜBUNGEN FÜR DEN RICHTIGEN START

Die ersten zehn Tage:

| Progressive Pause | → | 20 Wiederholungen pro Tag |

Nach zehn Tagen:

| Dauerregenerationsphase | → | 10 Wiederholungen pro Tag. |

In der Dauerregenerationsphase sind nur noch zehn Einheiten pro Übung am Tag notwendig. Hat man das gewünschte Ergebnis erreicht, so läßt sich das Self-Lifting-Programm für Dekolleté und Busen auf drei Tage pro Woche beschränken. Mit dieser Übungsintensität erreichen Sie eine kontinuierliche Langzeitwirkung.

ÜBUNGEN FÜR DEN RICHTIGEN START

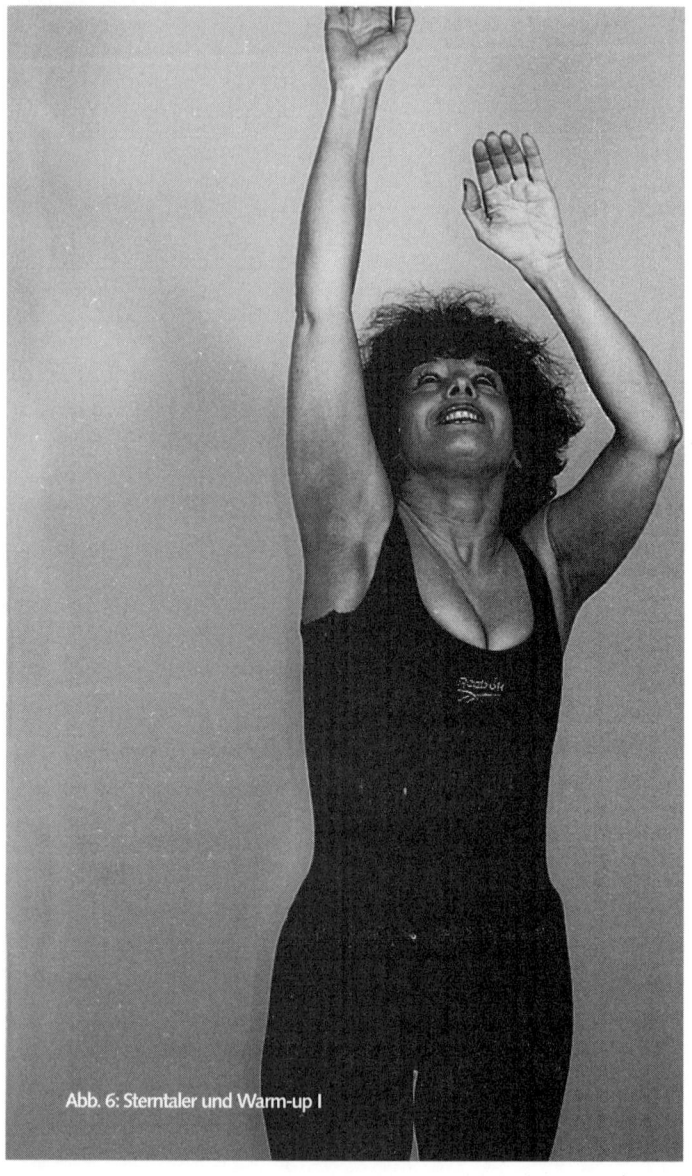

Abb. 6: Sterntaler und Warm-up I

ÜBUNGEN FÜR DEN RICHTIGEN START

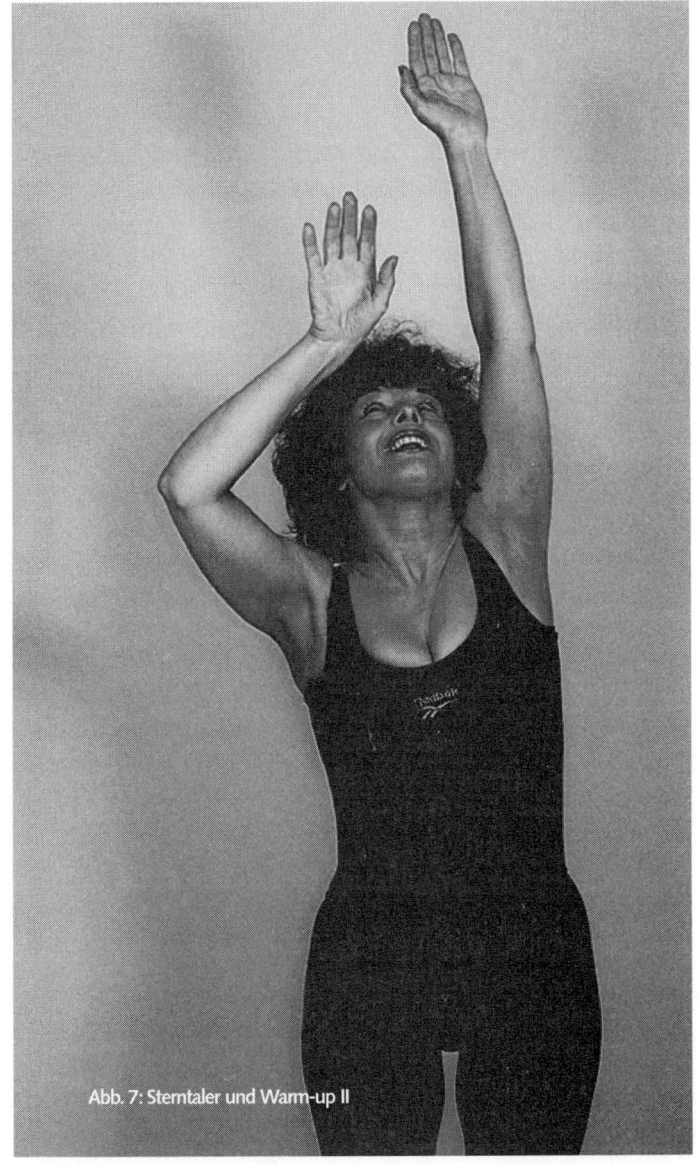

Abb. 7: Sterntaler und Warm-up II

Die Tempeltänzerin

A. Was ist Ziel dieser Übung?

Diese Übung stärkt die Brustmuskulatur und verhilft zu einer sehr schönen Haltung des Oberkörpers.

B. Wie muß die Übung ausgeführt werden?

Strecken Sie zuerst die Arme gerade zur Seite, und lassen Sie nur die Unterarme fallen, indem Sie den Ellenbogen einknicken. Gleichzeitig sollten Sie, anmutig wie eine balinesische Tempeltänzerin, die Hände mit ausgestreckten Fingern nach oben bewegen, so wie Sie es auf den Fotos sehen (vgl. Abb. 8–10)

C. Was bringt diese Übung?

Diese Übung gibt Ihnen ein neues Gefühl für die Anmut der Bewegung und stärkt dabei gleichzeitig auf sehr angenehme Weise Ihre Brustmuskulatur.

Übungspraxis

Wenn Sie die oben beschriebene Übung gut beherrschen, dann dürfen Sie die Anzahl der Übungseinheiten über die nächsten zehn Tage auf zwanzig steigern.

Die ersten zehn Tage:

Progressive Phase	→	20 Wiederholungen pro Tag

Nach zehn Tagen:

| Dauerregenerationsphase → | 10 Wiederholungen pro Tag |

In der Dauerregenerationsphase sind nur noch zehn Einheiten pro Übung am Tag notwendig. Hat man das gewünschte Ergebnis erreicht, so läßt sich das Self-Lifting-Programm für Dekolleté und Busen auf drei Tage pro Woche beschränken. Mit dieser Übungsintensität erreichen Sie eine kontinuierliche Langzeitwirkung.

ÜBUNGEN FÜR DEN RICHTIGEN START

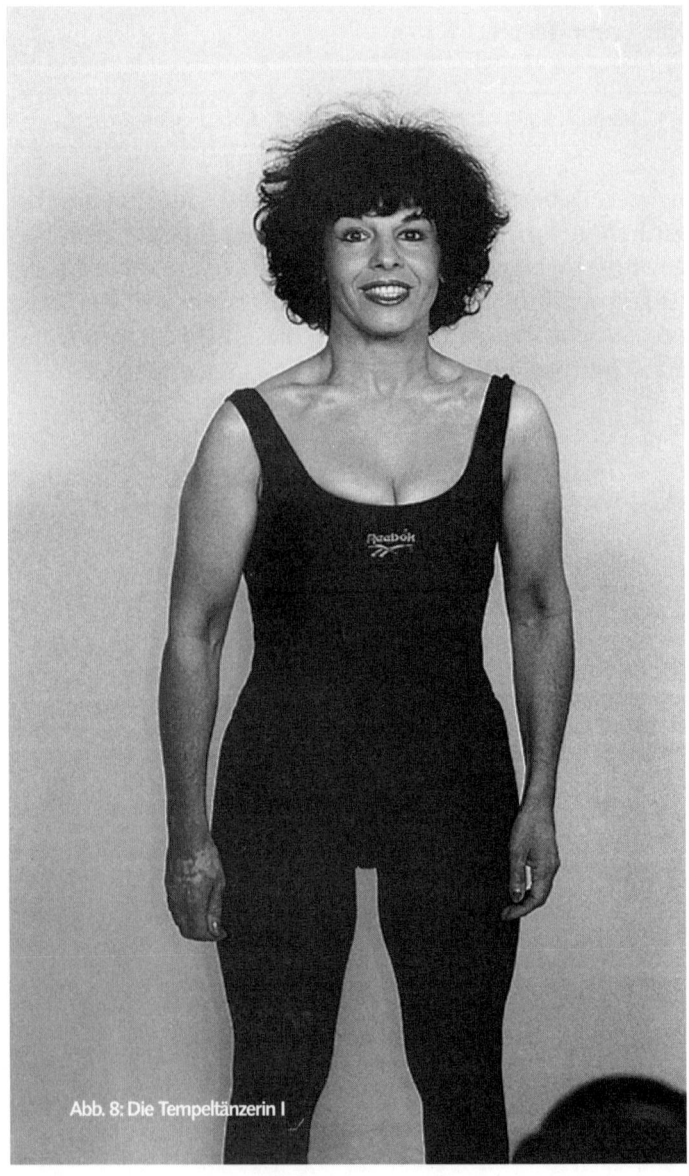

Abb. 8: Die Tempeltänzerin I

ÜBUNGEN FÜR DEN RICHTIGEN START

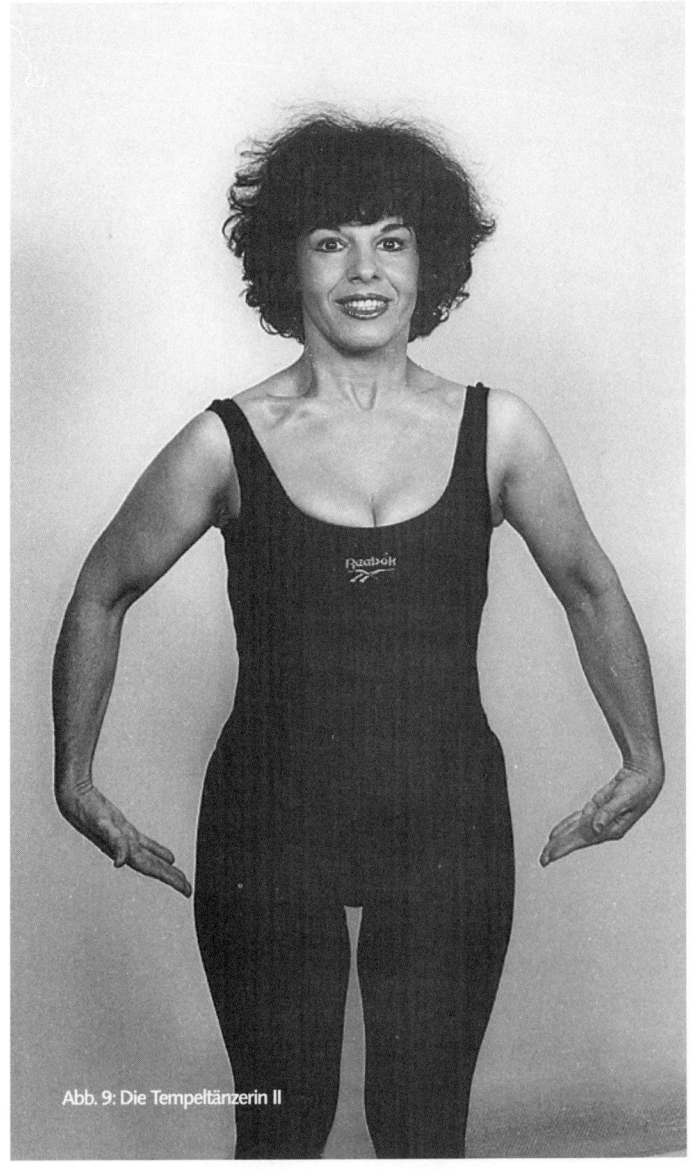

Abb. 9: Die Tempeltänzerin II

ÜBUNGEN FÜR DEN RICHTIGEN START

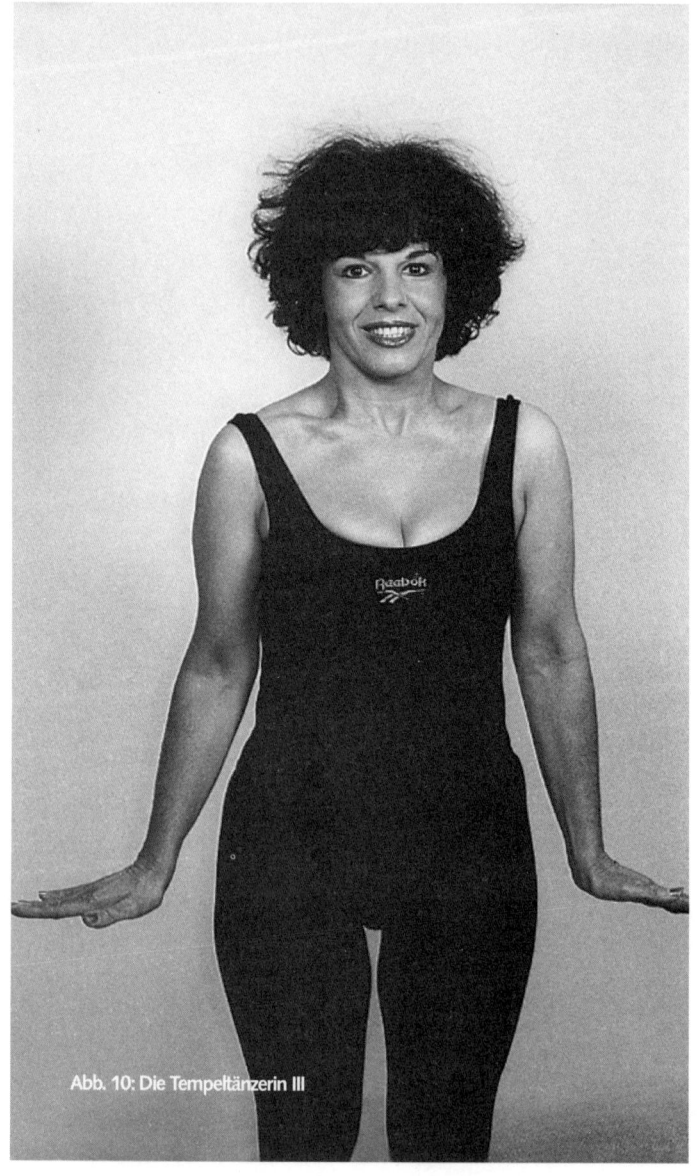

Abb. 10: Die Tempeltänzerin III

Der Elefant

A. Was ist das Ziel dieser Übung?

Diese Übung entspannt die Brustmuskeln und kräftigt Hals sowie Rücken.

B. Wie muß die Übung ausgeführt werden?

Beugen Sie sich nach vorne, der Rücken ist dabei gerade und verläuft parallel zum Boden. Schwingen Sie beide Arme erst weit nach rechts und dann nach links, wobei der Kopf den Bewegungen der Arme folgen soll – wie bei einem Elefant, der seinen Rüssel schwingt.

C. Was bringt diese Übung?

Die Entspannung der Brustmuskulatur macht die Brust geschmeidig und die nachfolgenden Übungen umso wirksamer (vgl. Abb. 11–13).

Übungspraxis

Wenn Sie die oben beschriebene Übung gut beherrschen, dann dürfen Sie die Anzahl der Übungseinheiten über die nächsten zehn Tage auf zwanzig steigern.

Die ersten zehn Tage:

| Progressive Phase | → | 20 Wiederholungen pro Tag |

ÜBUNGEN FÜR DEN RICHTIGEN START

Nach zehn Tagen:

Dauerregenerationsphase →	10 Wiederholungen pro Tag

In der Dauerregenerationsphase sind nur noch zehn Einheiten pro Übung am Tag notwendig. Hat man das gewünschte Ergebnis erreicht, so läßt sich das Self-Lifting-Programm für Dekolleté und Busen auf drei Tage pro Woche beschränken. Mit dieser Übungsintensität erreichen Sie eine kontinuierliche Langzeitwirkung.

ÜBUNGEN FÜR DEN RICHTIGEN START

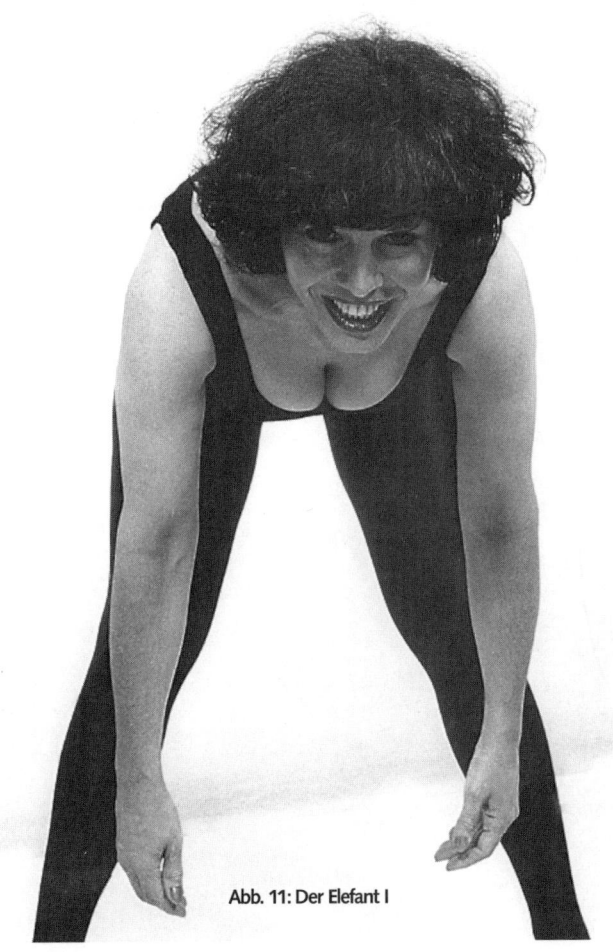

Abb. 11: Der Elefant I

ÜBUNGEN FÜR DEN RICHTIGEN START

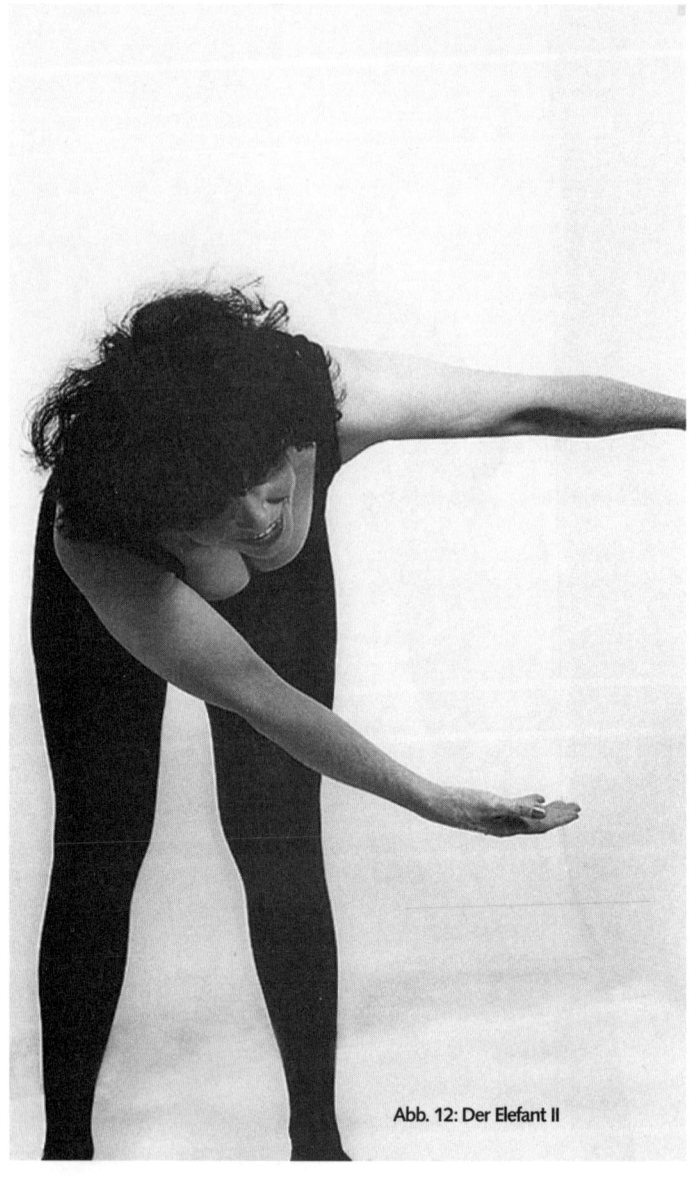

Abb. 12: Der Elefant II

ÜBUNGEN FÜR DEN RICHTIGEN START

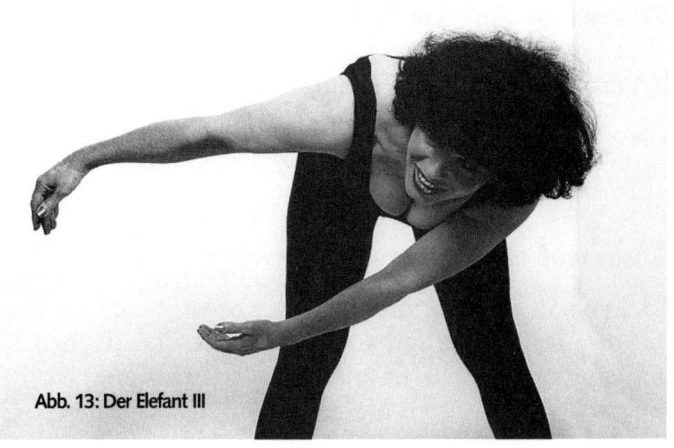

Abb. 13: Der Elefant III

Wer schön sein will, muß lächeln!

A. Was ist das Ziel dieser Übung?

Diese ausgezeichnete Übung kräftigt Ihren natürlichen BH.

B. Wie muß die Übung ausgeführt werden?

Lächeln Sie mit all Ihrer Kraft, wobei Sie Ihre Finger auf die Gesichtspartien zu beiden Seiten der Lippen legen sollten – so wie es auf den Fotos zu sehen ist. Bei jedem Lächeln spüren Sie, wie Ihre Brust sich hebt.

C. Was bringt diese Übung?

Mit dieser idealen Übung schlagen Sie zwei Fliegen mit einer Klappe. Sie stärken damit nicht nur Ihre Brust, sondern bekommen dabei auch noch besonders schöne Wangen (vgl. Abb. 14–16).

Übungspraxis

Wenn Sie die oben beschriebene Übung gut beherrschen, dann dürfen Sie die Anzahl der Übungseinheiten über die nächsten zehn Tage auf zwanzig steigern.

Die ersten zehn Tage:

| Progressive Phase | → | 20 Wiederholungen pro Tag |

Nach zehn Tagen:

Dauerregenerationsphase →	10 Wiederholungen pro Tag

In der Dauerregenerationsphase sind nur noch zehn Einheiten pro Übung am Tag notwendig. Hat man das gewünschte Ergebnis erreicht, so läßt sich das Self-Lifting-Programm für Dekolleté und Busen auf drei Tage pro Woche beschränken. Mit dieser Übungsintensität erreichen Sie eine kontinuierliche Langzeitwirkung.

ÜBUNGEN FÜR DEN RICHTIGEN START

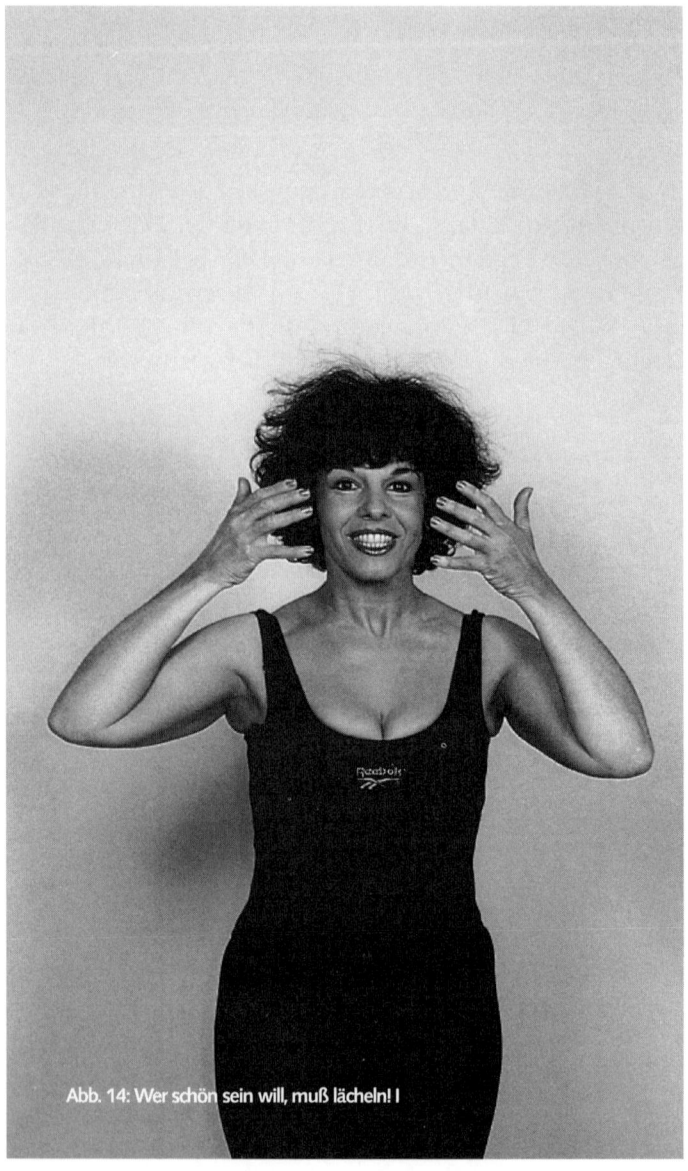

Abb. 14: Wer schön sein will, muß lächeln! I

ÜBUNGEN FÜR DEN RICHTIGEN START

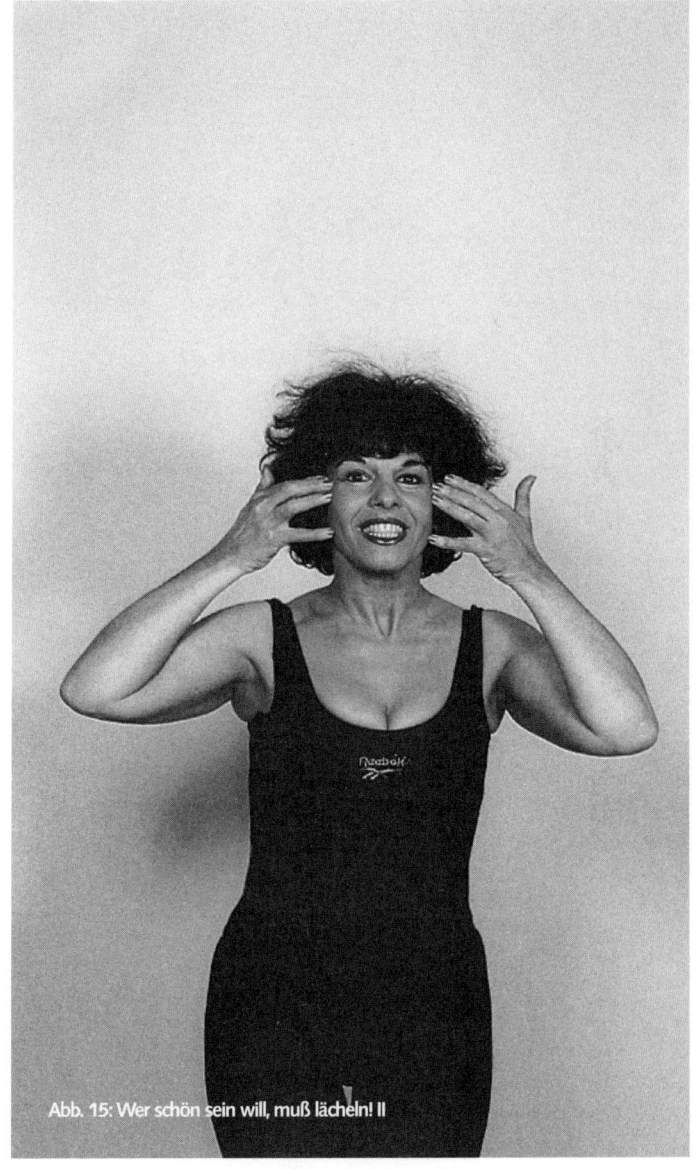

Abb. 15: Wer schön sein will, muß lächeln! II

ÜBUNGEN FÜR DEN RICHTIGEN START

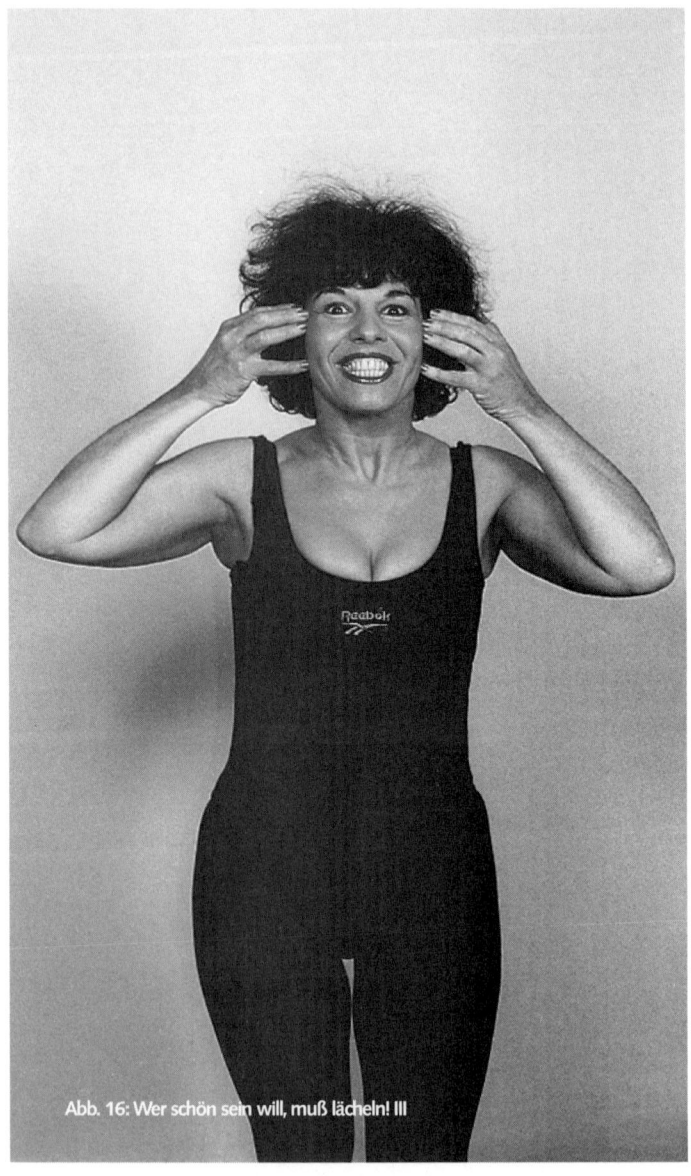

Abb. 16: Wer schön sein will, muß lächeln! III

Der Albatros

A. Was ist das Ziel dieser Übung?

Diese einfache Übung unterstützt den großen und den kleinen Brustmuskel (vgl. Abb. 17 und 18).

B. Wie muß die Übung ausgeführt werden?

Stellen Sie sich aufrecht und mit leicht gegrätschten Beinen hin. Strecken Sie die Arme gerade zur Seite. Die Handflächen zeigen dabei nach oben. Ziehen Sie beide Arme gleichzeitig nach hinten, und kehren Sie dann mit den Armen wieder in die horizontale Ausgangslage zurück.

C. Was bringt diese Übung?

Wenn Sie diese Übung durchführen, spüren Sie sehr schnell die kräftigende Wirkung auf den großen und den kleinen Brustmuskel.

Übungspraxis

Wenn Sie die oben beschriebene Übung gut beherrschen, dann dürfen Sie die Anzahl der Übungseinheiten über die nächsten zehn Tage auf zwanzig steigern.

Die ersten zehn Tage:

Progressive Phase	→	20 Wiederholungen pro Tag

ÜBUNGEN FÜR DEN RICHTIGEN START

Nach zehn Tagen:

Dauerregenerationsphase →	10 Wiederholungen pro Tag

In der Dauerregenerationsphase sind nur noch zehn Einheiten pro Übung am Tag notwendig. Hat man das gewünschte Ergebnis erreicht, so läßt sich das Self-Lifting-Programm für Dekolleté und Busen auf drei Tage pro Woche beschränken. Mit dieser Übungsintensität erreichen Sie eine kontinuierliche Langzeitwirkung.

ÜBUNGEN FÜR DEN RICHTIGEN START

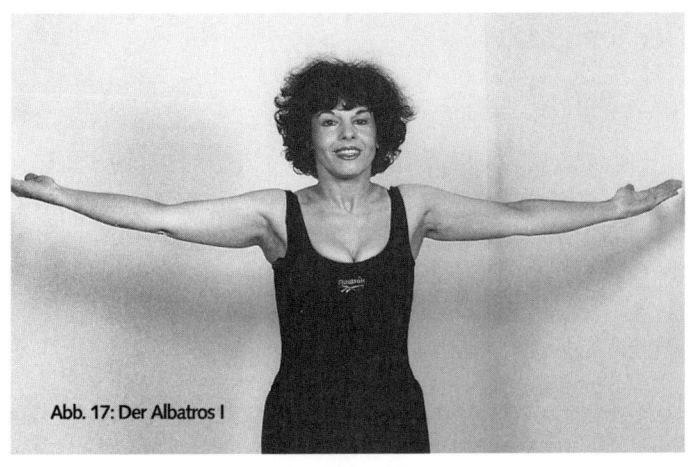

Abb. 17: Der Albatros I

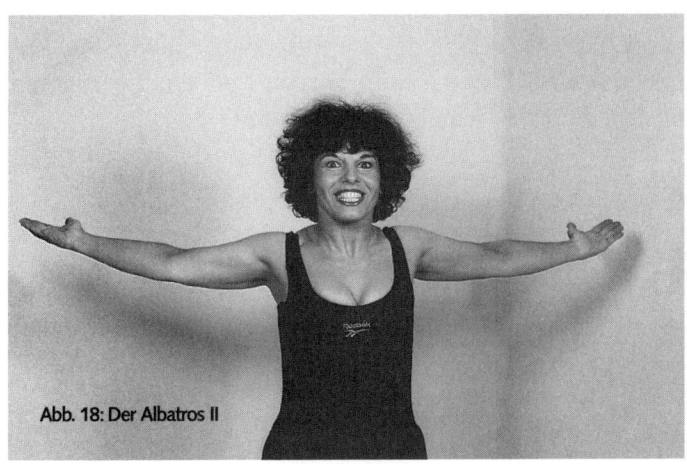

Abb. 18: Der Albatros II

Der Tennisball

A. Was ist das Ziel dieser Übung?

Diese Übung kräftigt besonders nachhaltig die Brustmuskulatur mit einem kleinen Tennisball und sollte auf gar keinen Fall in Ihrem täglichen Trainingsprogramm fehlen.

B. Wie muß die Übung ausgeführt werden?

Stellen Sie sich wieder aufrecht hin. Die Beine sind dabei in einer leichten Grätsche. Zwischen den Handflächen beider Hände wird ein Tennisball gepreßt, während die Ellenbogen dabei gerade nach vorne und zur Seite zeigen. Pressen Sie den Tennisball nun rhythmisch kräftig gegen die Handflächen. Haben Sie keinen Tennisball zur Hand, dann pressen Sie einfach kräftig die Handflächen gegeneinander.

C. Was bringt diese Übung?

Das ist eine ganz hervorragende Übung für Ihre Brustmuskulatur. Die rasch festzustellenden guten Ergebnisse des Trainings werden bald der verdiente Lohn für Ihren Einsatz sein (vgl. Abb. 19–21).

Übungspraxis

Wenn Sie die oben beschriebene Übung gut beherrschen, dann dürfen Sie die Anzahl der Übungseinheiten über die nächsten zehn Tage auf zwanzig steigern.

Die ersten zehn Tage:

Progressive Phase → 20 Wiederholungen pro Tag

Nach zehn Tagen:

Dauerregenerationsphase → 10 Wiederholungen pro Tag

In der Dauerregenerationsphase sind nur noch zehn Einheiten pro Übung am Tag notwendig. Hat man das gewünschte Ergebnis erreicht, so läßt sich das Self-Lifting-Programm für Dekolleté und Busen auf drei Tage pro Woche beschränken. Mit dieser Übungsintensität erreichen Sie eine kontinuierliche Langzeitwirkung.

ÜBUNGEN FÜR DEN RICHTIGEN START

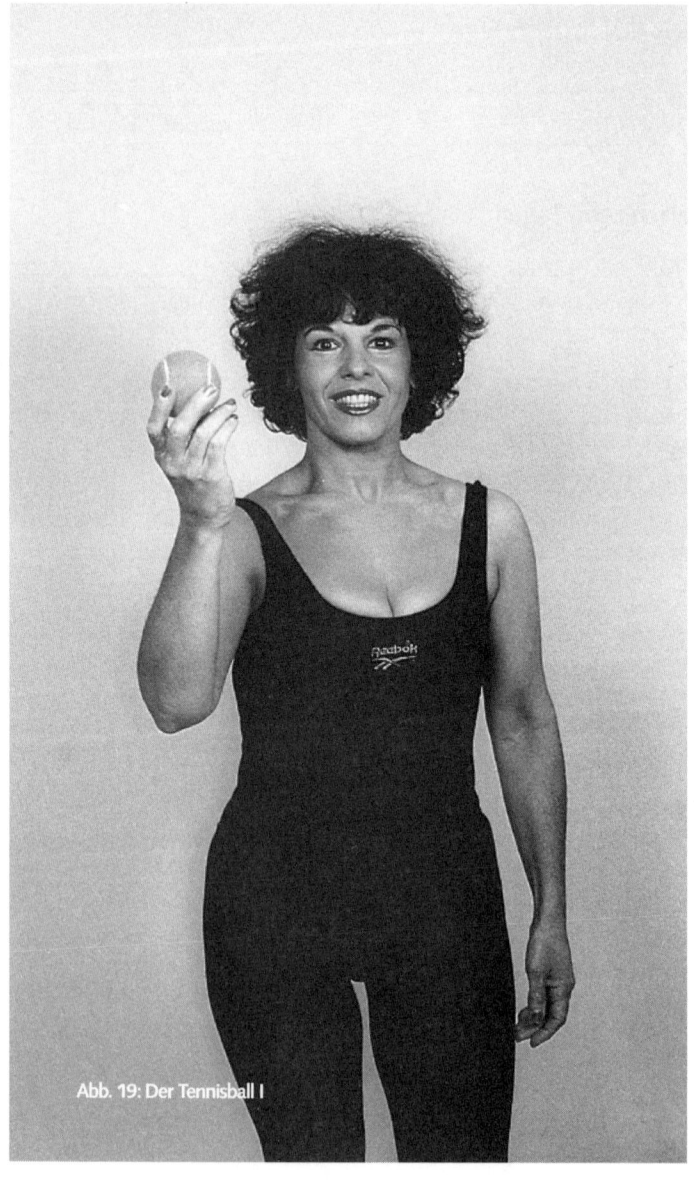

Abb. 19: Der Tennisball I

ÜBUNGEN FÜR DEN RICHTIGEN START

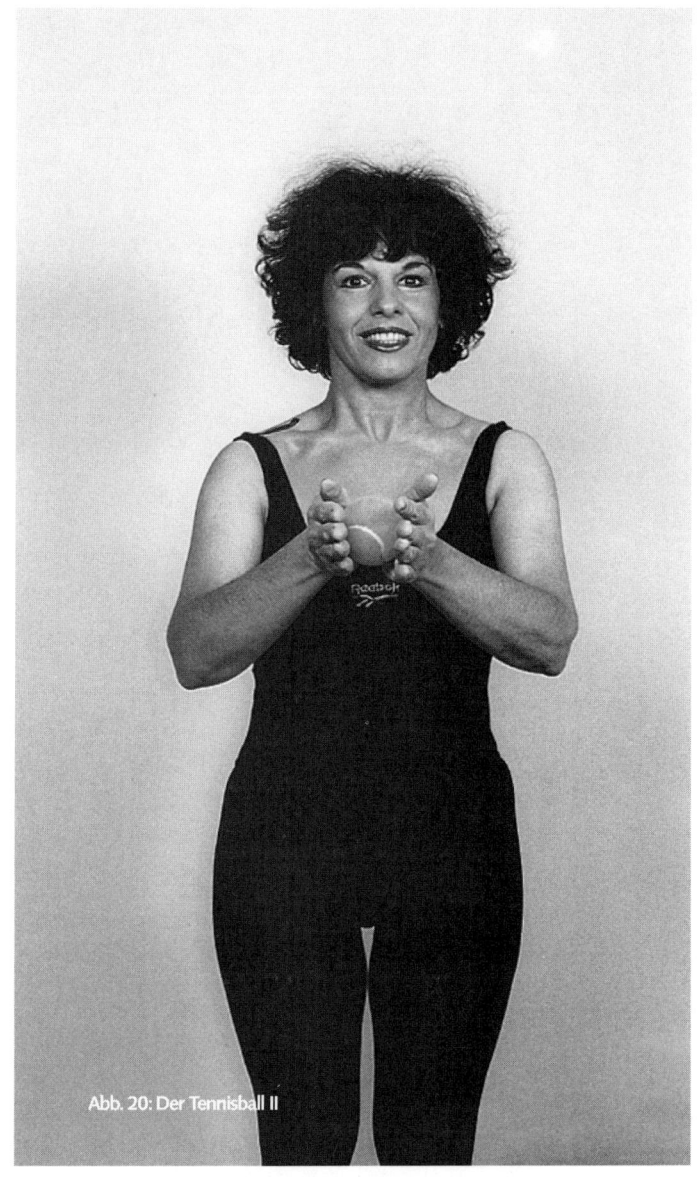

Abb. 20: Der Tennisball II

ÜBUNGEN FÜR DEN RICHTIGEN START

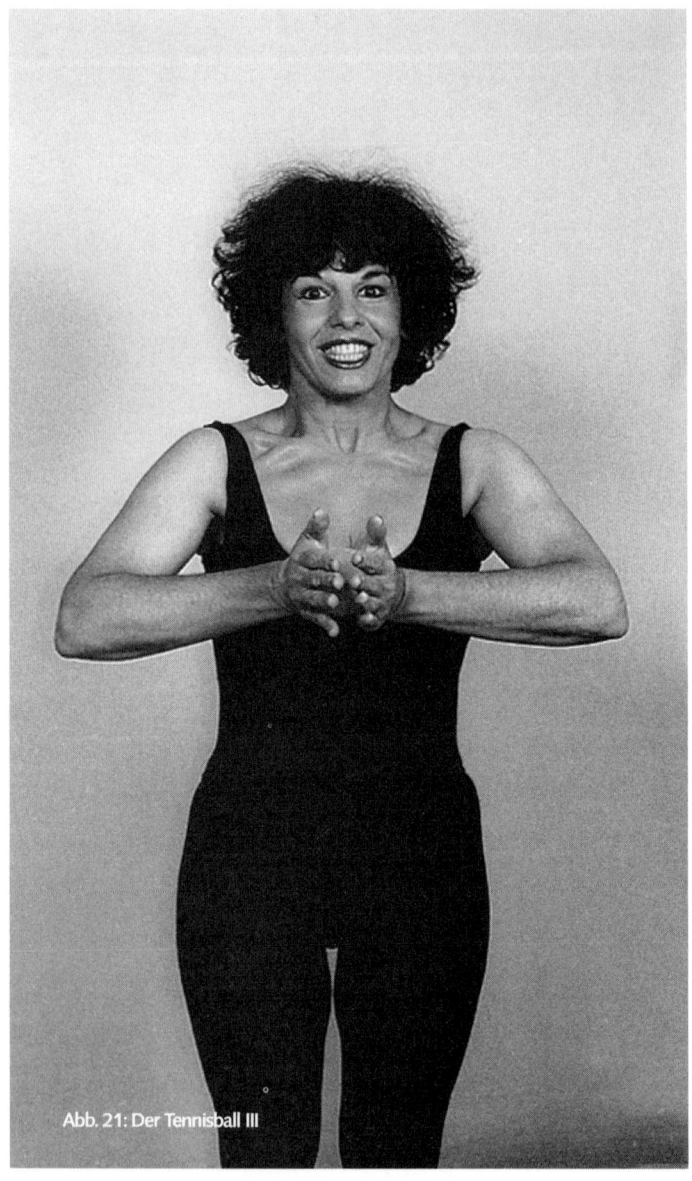

Abb. 21: Der Tennisball III

Die Pyramide

A. Was ist das Ziel dieser Übung?

Durch diese Übung werden die Schultern angehoben und die Brustmuskulatur unterstützt.

B. Wie muß die Übung ausgeführt werden?

Setzen Sie sich auf einen Stuhl. Die Handflächen werden über dem Kopf zusammengeführt, wobei die Fingerspitzen nach oben zeigen. Die Schultern bleiben dabei unten, und die Ellenbogen sind leicht geknickt. Drehen Sie den Kopf nach links, dabei drücken Sie den linken Ellenbogen nach hinten. Kehren Sie wieder in die Ausgangsposition zurück. Drehen Sie den Kopf jetzt nach rechts, und drücken Sie dabei nun den rechten Ellenbogen nach hinten.

C. Was bringt diese Übung?

Diese schöne Übung unterstützt nicht nur die Brustmuskulatur, sondern verhilft Ihnen auch zu einer guten Haltung des Oberkörpers (vgl. Abb. 22-24).

Übungspraxis

Wenn Sie die oben beschriebene Übung gut beherrschen, dann dürfen Sie die Anzahl der Übungseinheiten über die nächsten zehn Tage auf zwanzig steigern.

ÜBUNGEN FÜR DEN RICHTIGEN START

Die ersten zehn Tage:

Progressive Phase	→	20 Wiederholungen pro Tag

Nach zehn Tagen:

Dauerregenerationsphase	→	10 Wiederholungen pro Tag

In der Dauerregenerationsphase sind nur noch zehn Einheiten pro Übung am Tag notwendig. Hat man das gewünschte Ergebnis erreicht, so läßt sich das Self-Lifting-Programm für Dekolleté und Busen auf drei Tage pro Woche beschränken. Mit dieser Übungsintensität erreichen Sie eine kontinuierliche Langzeitwirkung.

ÜBUNGEN FÜR DEN RICHTIGEN START

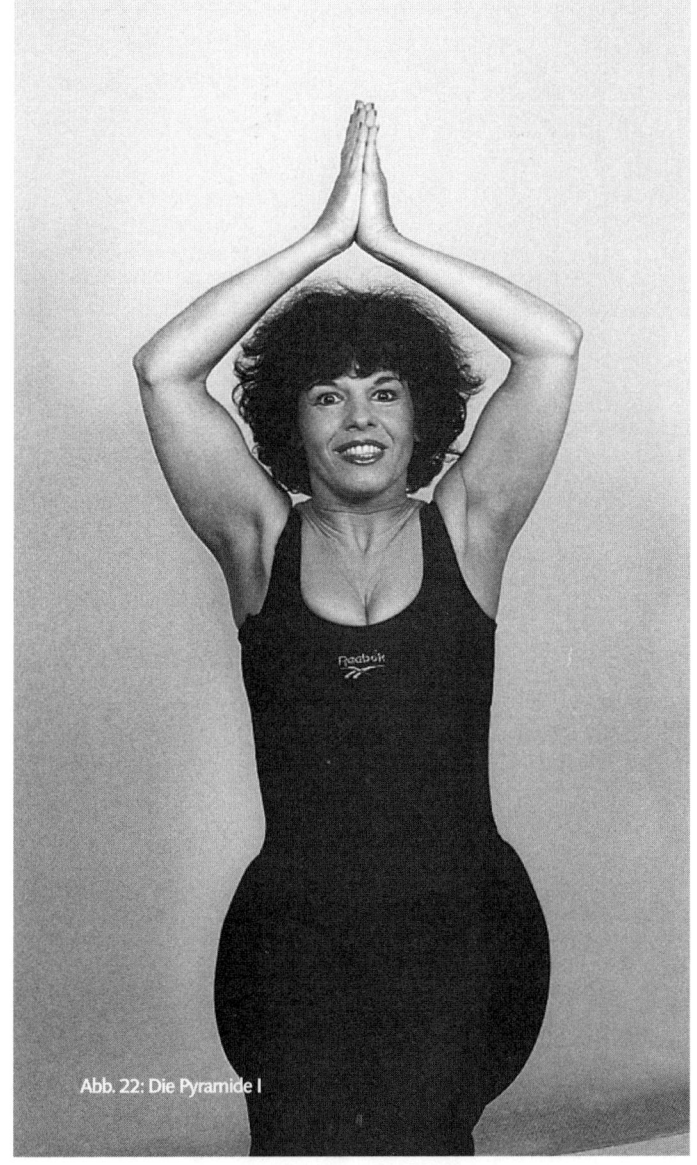

Abb. 22: Die Pyramide I

ÜBUNGEN FÜR DEN RICHTIGEN START

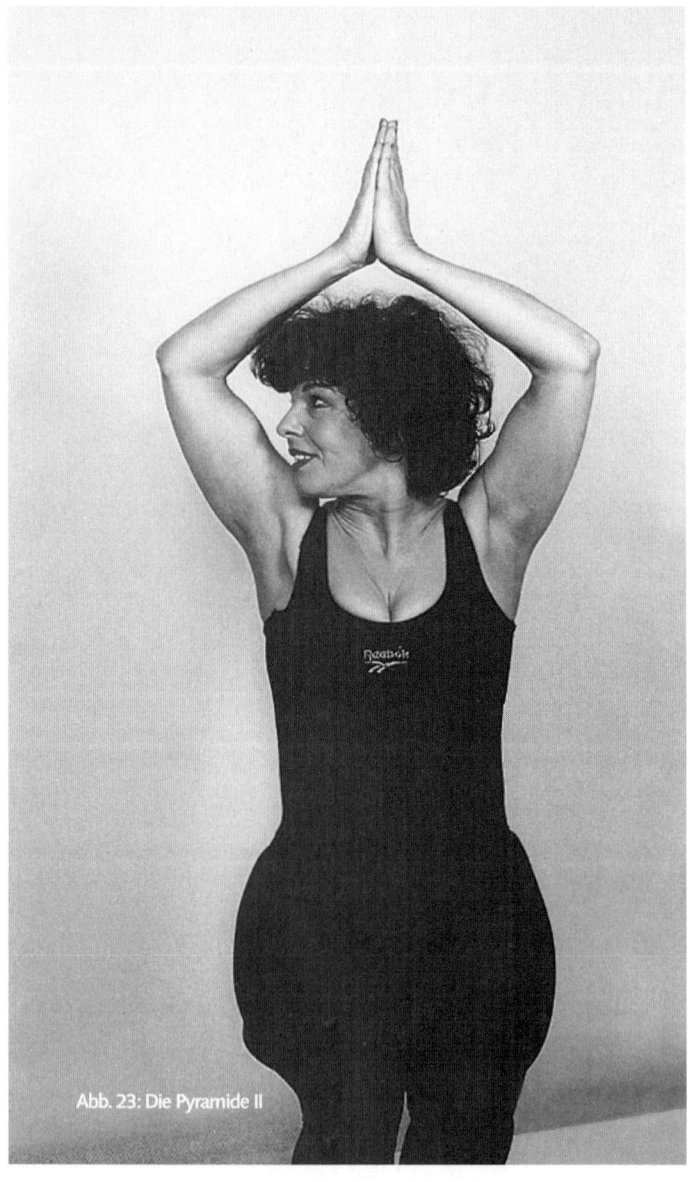

Abb. 23: Die Pyramide II

ÜBUNGEN FÜR DEN RICHTIGEN START

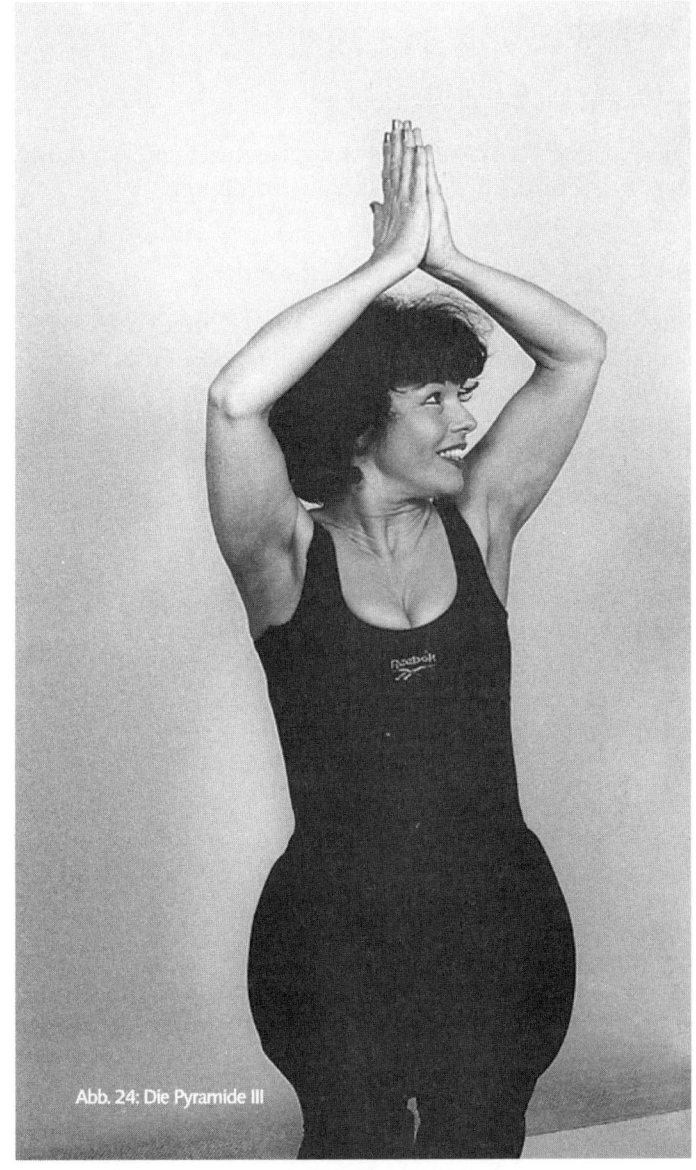

Abb. 24: Die Pyramide III

Das Buch

A. Was ist das Ziel dieser Übung?

Diese Übung ist ebenfalls ausgezeichnet zur Stärkung der Brust- und Rückenmuskulatur geeignet.

B. Wie muß die Übung ausgeführt werden?

Strecken Sie die Arme gerade nach vorne, und legen Sie auf Ihre beiden nach obenzeigenden Handflächen ein dickeres Buch. Drücken Sie nun beide Arme horizontal gestreckt nach hinten. Konzentrieren Sie dabei Ihre ganze Kraft auf die Brustmuskulatur.

C. Was bringt diese Übung?

Ihre Brust kommt mehr und mehr in die Position Ihrer Jugendzeit zurück (vgl. Abb. 25–27).

Übungspraxis

Wenn Sie die oben beschriebene Übung gut beherrschen, dann dürfen Sie die Anzahl der Übungseinheiten über die nächsten zehn Tage auf zwanzig steigern.

Die ersten zehn Tage:

Progressive Phase	→	20 Wiederholungen pro Tag

Nach zehn Tagen:

Dauerregenerationsphase →	10 Wiederholungen pro Tag

In der Dauerregenerationsphase sind nur noch zehn Einheiten pro Übung am Tag notwendig. Hat man das gewünschte Ergebnis erreicht, so läßt sich das Self-Lifting-Programm für Dekolleté und Busen auf drei Tage pro Woche beschränken. Mit dieser Übungsintensität erreichen Sie eine kontinuierliche Langzeitwirkung.

ÜBUNGEN FÜR DEN RICHTIGEN START

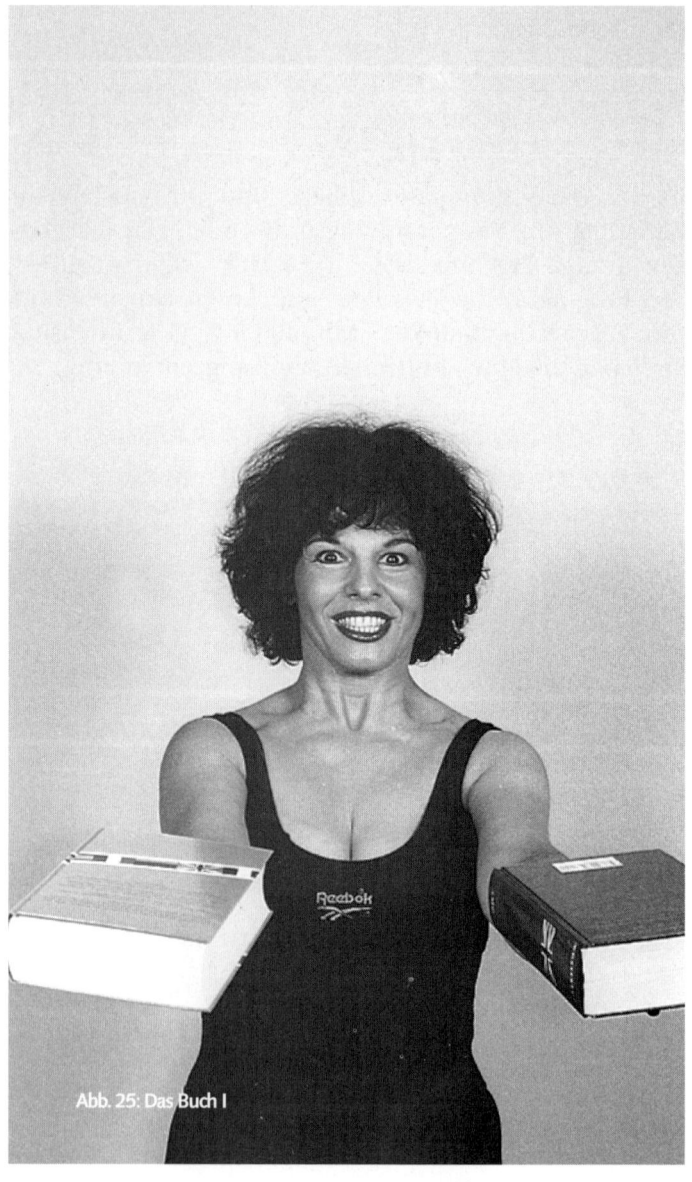

Abb. 25: Das Buch I

ÜBUNGEN FÜR DEN RICHTIGEN START

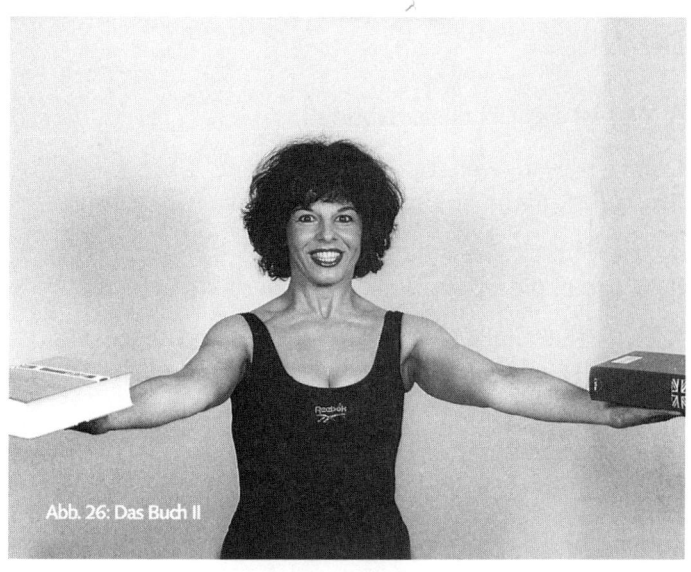
Abb. 26: Das Buch II

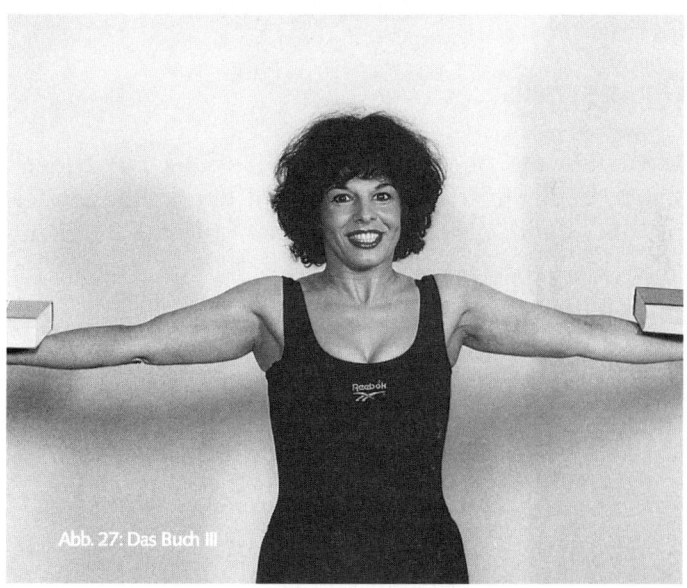
Abb. 27: Das Buch III

Die Wiege

A. Was ist das Ziel dieser Übung?

Dies ist eine weitere ausgezeichnete Übung für die Brustmuskulatur. Sie stärkt die Haltekraft des Busens.

B. Wie muß die Übung ausgeführt werden?

Kreuzen Sie die Arme vor der Brust, und legen Sie dabei die Hände auf die Ellenbogen gegen den Widerstand der Hände.

C. Was bringt diese Übung?

Diese Übung trägt dazu bei, die Stütz- bzw. Haltemuskulatur Ihrer Brust zu stärken (vgl. Abb. 28–30).

Übungspraxis

Wenn Sie die oben beschriebene Übung gut beherrschen, dann dürfen Sie die Anzahl der Übungseinheiten über die nächsten zehn Tage auf zwanzig steigern.

Die ersten zehn Tage:

Progressive Phase	→	20 Wiederholungen pro Tag

Nach zehn Tagen:

Dauerregenerationsphase	→	10 Wiederholungen pro Tag

In der Dauerregenerationsphase sind nur noch zehn Einheiten pro Übung am Tag notwendig. Hat man das gewünschte Ergebnis erreicht, so läßt sich das Self-Lifting-Programm für Dekolleté und Busen auf drei Tage pro Woche beschränken. Mit dieser Übungsintensität erreichen Sie eine kontinuierliche Langzeitwirkung.

ÜBUNGEN FÜR DEN RICHTIGEN START

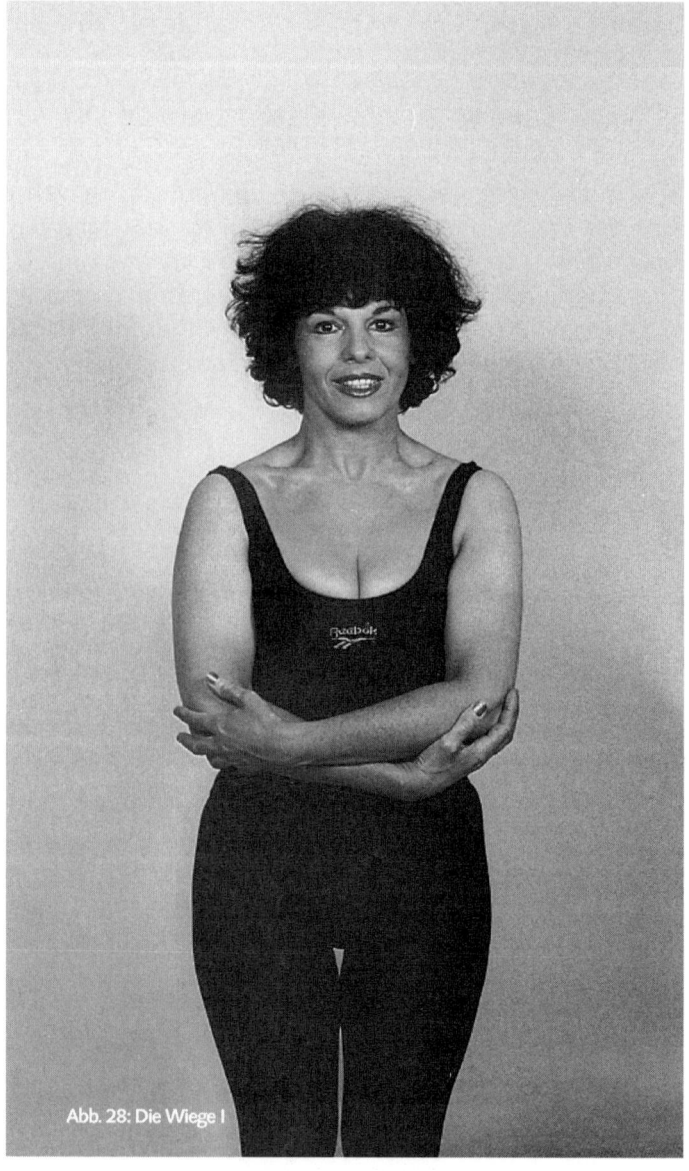

Abb. 28: Die Wiege I

ÜBUNGEN FÜR DEN RICHTIGEN START

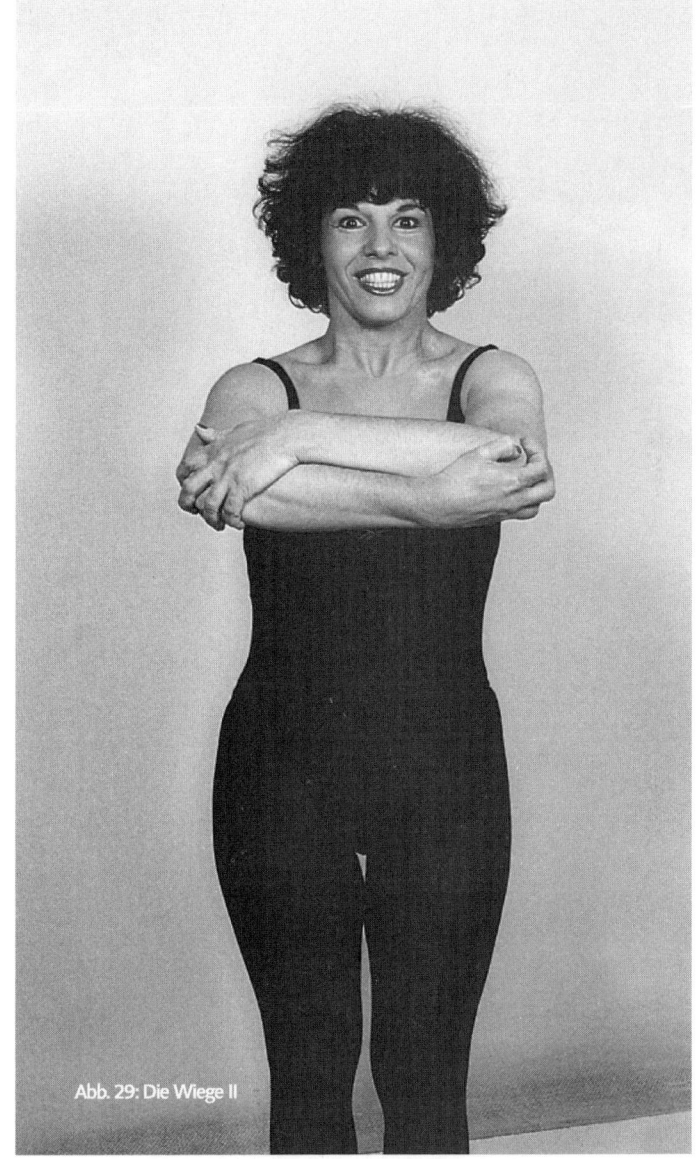

Abb. 29: Die Wiege II

ÜBUNGEN FÜR DEN RICHTIGEN START

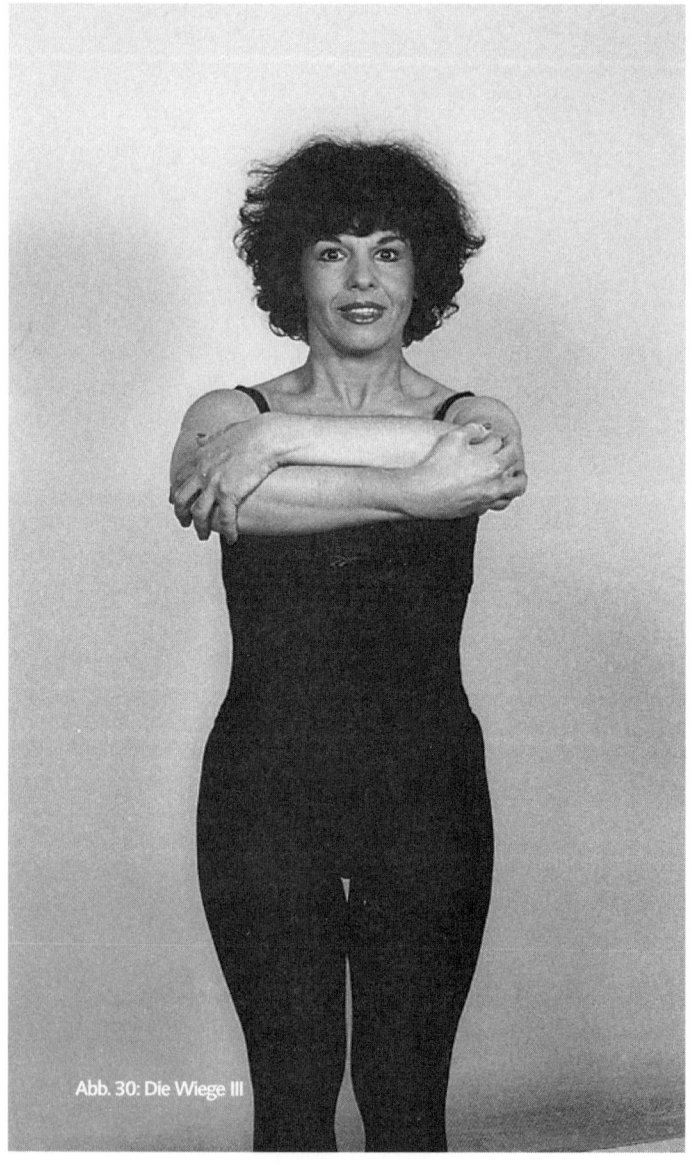

Abb. 30: Die Wiege III

Das Puzzle

A. Was ist das Ziel dieser Übung?

Diese Übung kräftigt wieder nachhaltig die Brustmuskulatur.

B. Wie muß die Übung ausgeführt werden?

Schieben Sie die Hände vor dem Hals so ineinander, daß sie sich in der Vertiefung zwischen Daumen und Zeigefinger treffen. Heben Sie die Ellenbogen, und drücken Sie kräftig beide Arme gegen die Daumen.

C. Was bringt diese Übung?

Diese ausgezeichnete Übung unterstützt ebenfalls die natürliche Muskulatur unserer Brust: Sie sorgt dafür, daß der Büstenhalter der Natur erhalten bleibt (vgl. Abb. 31–33).

Übungspraxis

Wenn Sie die oben beschriebene Übung gut beherrschen, dann dürfen Sie die Anzahl der Übungseinheiten über die nächsten zehn Tage auf zwanzig steigern.

Die ersten zehn Tage:

Progressive Phase	→	20 Wiederholungen pro Tag

ÜBUNGEN FÜR DEN RICHTIGEN START

Nach zehn Tagen:

Dauerregenerationsphase →	10 Wiederholungen pro Tag

In der Dauerregenerationsphase sind nur noch zehn Einheiten pro Übung am Tag notwendig. Hat man das gewünschte Ergebnis erreicht, so läßt sich das Self-Lifting-Programm für Dekolleté und Busen auf drei Tage pro Woche beschränken. Mit dieser Übungsintensität erreichen Sie eine kontinuierliche Langzeitwirkung.

ÜBUNGEN FÜR DEN RICHTIGEN START

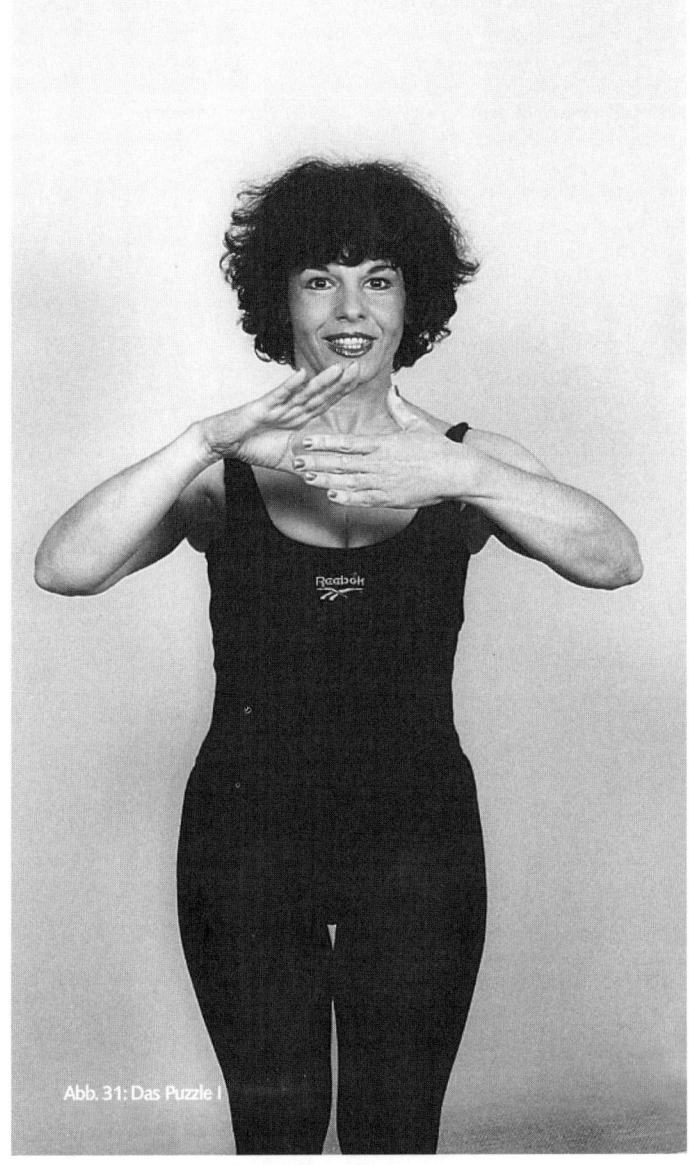

Abb. 31: Das Puzzle I

ÜBUNGEN FÜR DEN RICHTIGEN START

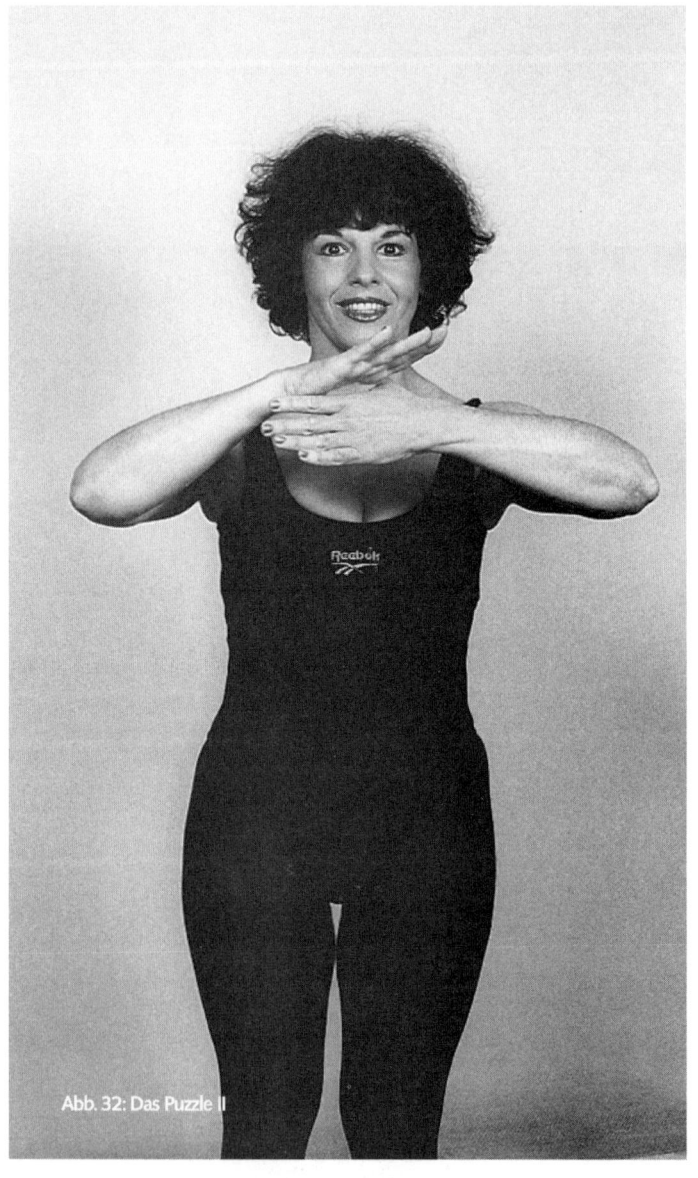

Abb. 32: Das Puzzle II

ÜBUNGEN FÜR DEN RICHTIGEN START

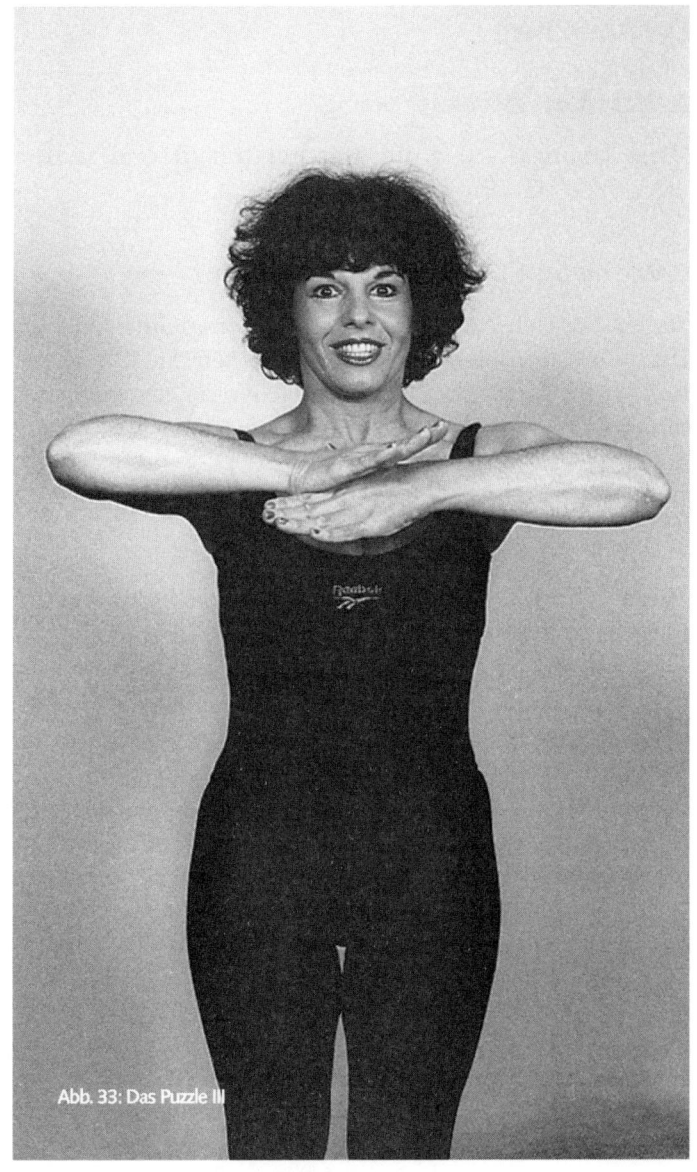

Abb. 33: Das Puzzle III

ÜBUNGEN FÜR DEN RICHTIGEN START

Die Armschere

A. Was ist das Ziel dieser Übung?

Diese Übung lockert die Brustmuskulatur und fördert die gerade Haltung des Rückens.

B. Wie muß die Übung ausgeführt werden?

Stellen Sie sich mit geschlossenen Beinen aufrecht hin. Die Schultern bleiben locker. Strecken Sie die Arme horizontal zur Seite. Die Handflächen zeigen nach unten. Kreuzen Sie jetzt die gerade ausgestreckten Arme abwechselnd vor der Brust.

C. Was bringt diese Übung?

Diese Übung trägt dazu bei, die Brustmuskulatur zu lockern und zu strecken (vgl. Abb. 34–36).

Übungspraxis

Wenn Sie die oben beschriebene Übung gut beherrschen, dann dürfen Sie die Anzahl der Übungseinheiten über die nächsten zehn Tage auf zwanzig steigern.

Die ersten zehn Tage:

| Progressive Phase | → | 20 Wiederholungen pro Tag |

ÜBUNGEN FÜR DEN RICHTIGEN START

Nach zehn Tagen:

Dauerregenerationsphase →	10 Wiederholungen pro Tag

In der Dauerregenerationsphase sind nur noch zehn Einheiten pro Übung am Tag notwendig. Hat man das gewünschte Ergebnis erreicht, so läßt sich das Self-Lifting-Programm für Dekolleté und Busen auf drei Tage pro Woche beschränken. Mit dieser Übungsintensität erreichen Sie eine kontinuierliche Langzeitwirkung.

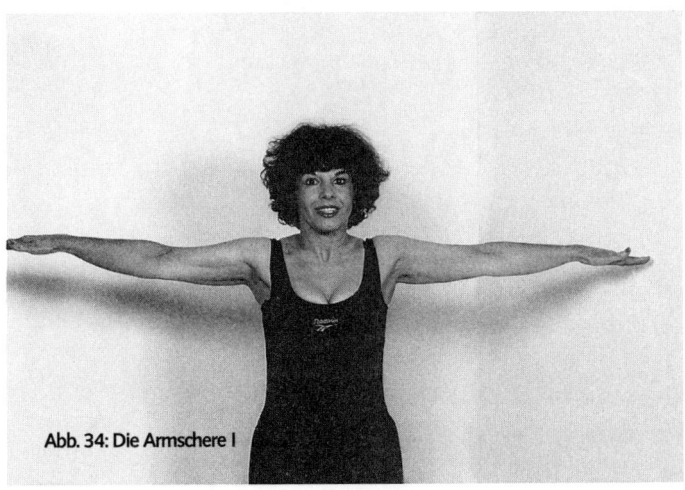

Abb. 34: Die Armschere I

ÜBUNGEN FÜR DEN RICHTIGEN START

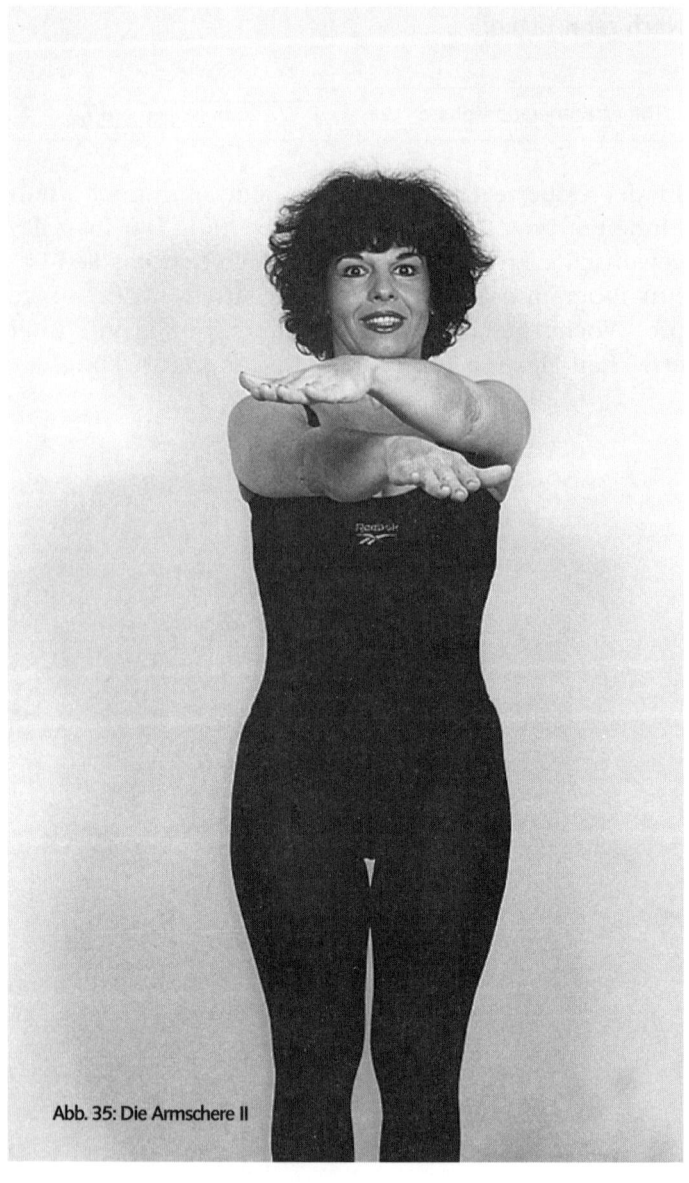

Abb. 35: Die Armschere II

ÜBUNGEN FÜR DEN RICHTIGEN START

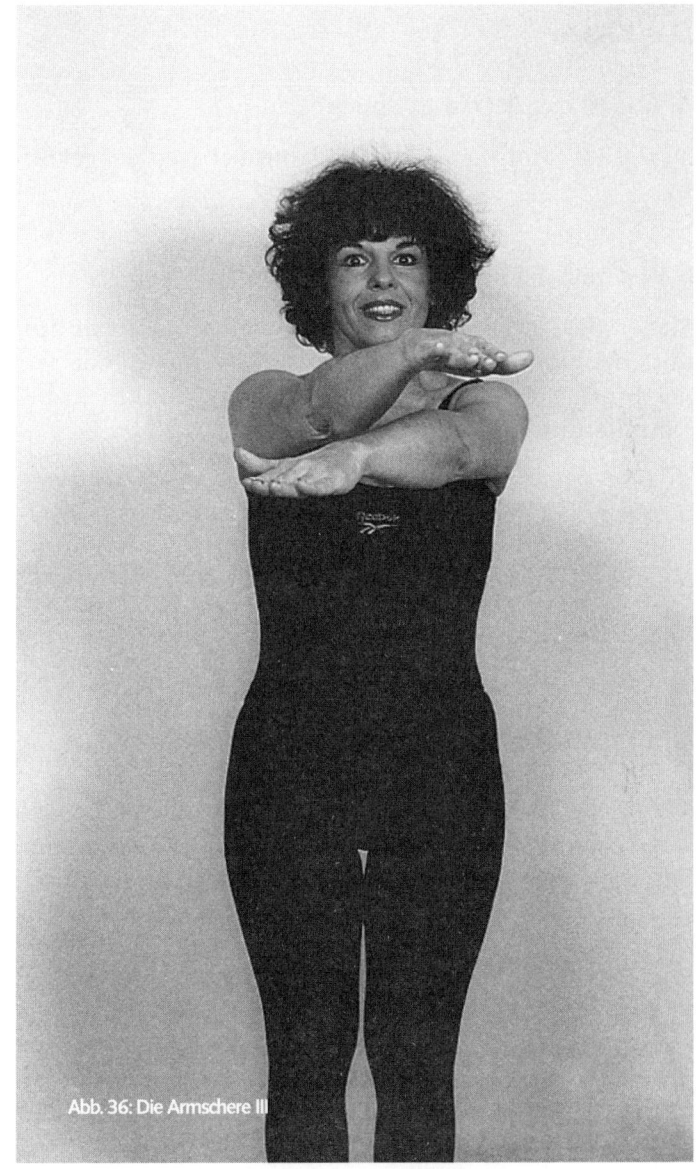

Abb. 36: Die Armschere III

Das Kissen

A. Was ist das Ziel dieser Übung?

Der große und der kleine Brustmuskel werden gekräftigt.

B. Wie muß die Übung ausgeführt werden?

Stellen Sie sich mit geschlossenen Beinen aufrecht hin, und nehmen Sie ein Kissen zwischen die Hände vor der Brust. Pressen Sie das Kissen kräftig in einem bestimmten Rhythmus.

C. Was bringt diese Übung?

Das regelmäßige Training des großen und des kleinen Brustmuskels bildet die Grundlage für die Funktion des natürlichen BHs (vgl. Abb. 37–39).

Übungspraxis

Wenn Sie die oben beschriebene Übung gut beherrschen, dann dürfen Sie die Anzahl der Übungseinheiten über die nächsten zehn Tage auf zwanzig steigern.

Die ersten zehn Tage:

| Progressive Phase | → | 20 Wiederholungen pro Tag |

Nach zehn Tagen:

Dauerregenerationsphase	→	<u>10 Wiederholungen pro Tag</u>

In der Dauerregenerationsphase sind nur noch zehn Einheiten pro Übung am Tag notwendig. Hat man das gewünschte Ergebnis erreicht, so läßt sich das Self-Lifting-Programm für Dekolleté und Busen auf drei Tage pro Woche beschränken. Mit dieser Übungsintensität erreichen Sie eine kontinuierliche Langzeitwirkung.

ÜBUNGEN FÜR DEN RICHTIGEN START

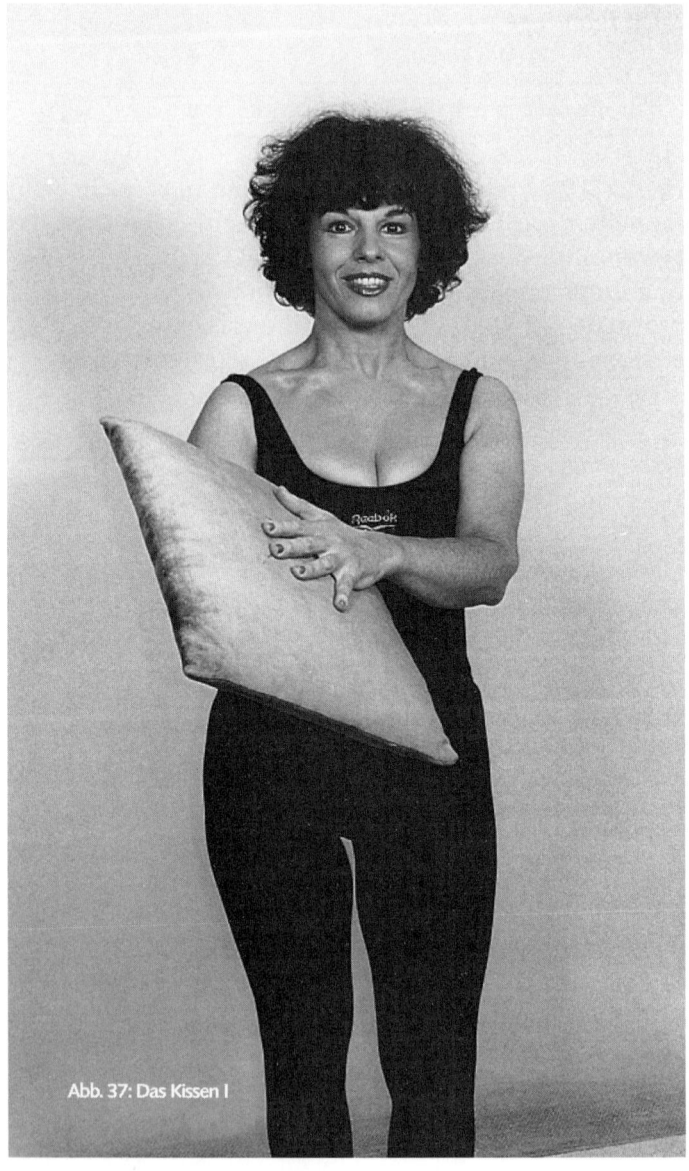

Abb. 37: Das Kissen I

ÜBUNGEN FÜR DEN RICHTIGEN START

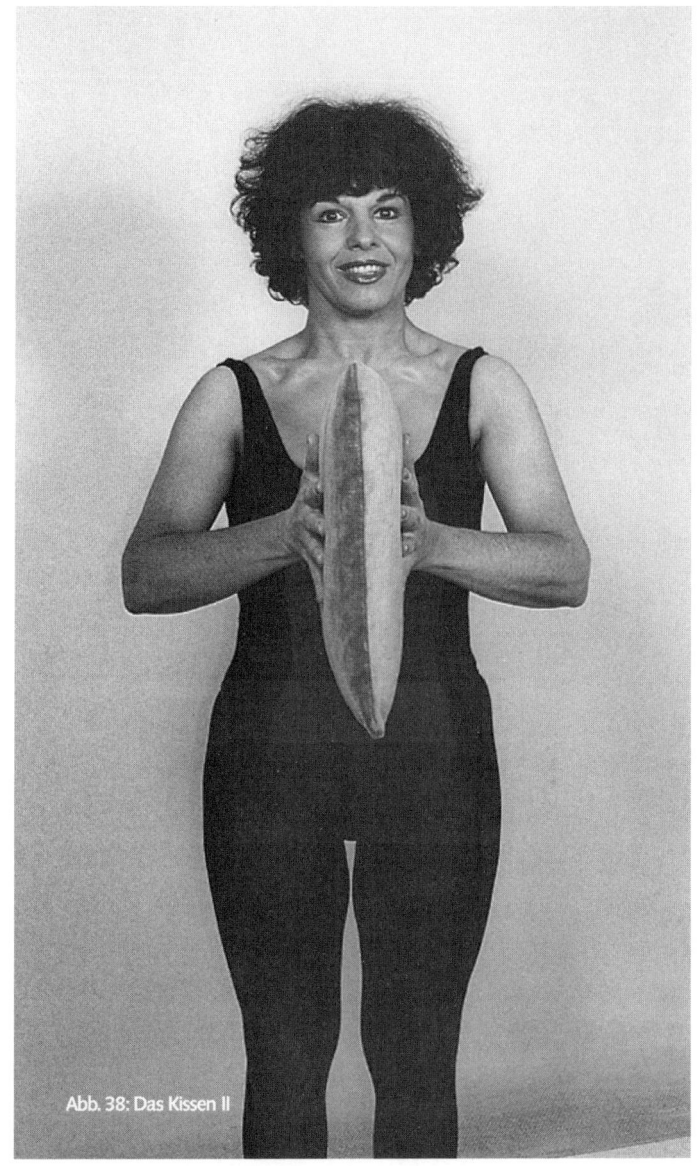

Abb. 38: Das Kissen II

ÜBUNGEN FÜR DEN RICHTIGEN START

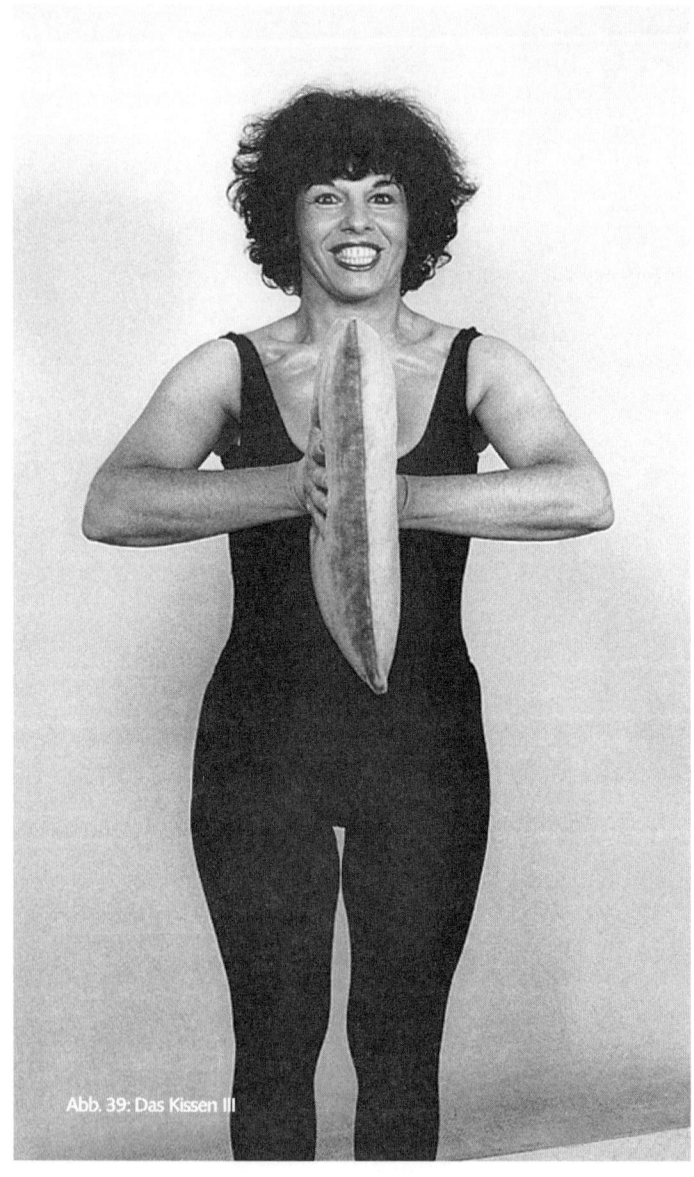

Abb. 39: Das Kissen III

Der Kinnheber

A. Was ist das Ziel dieser Übung?

Diese Übung strafft die Halsmuskeln und wirkt zudem auf die Brustmuskeln.

B. Wie muß die Übung ausgeführt werden?

Die Ellenbogen sind auf Höhe der Schultern zu bringen, und die flach aufeinander liegenden Hände formen eine Stütze für das Kinn. Pressen Sie das Kinn fest gegen die Hände, die einen möglichst großen Widerstand leisten sollten. Wiederholen Sie diese Übung zwanzig Mal.

C. Was bringt diese Übung?

Diese Übung verhilft dank der guten Haltung, die man dadurch einnimmt, zu einer schönen Körpersilhouette (vgl. Abb. 40–42).

Übungspraxis

Wenn Sie die oben beschriebene Übung gut beherrschen, dann dürfen Sie die Anzahl der Übungseinheiten über die nächsten zehn Tage auf zwanzig steigern.

ÜBUNGEN FÜR DEN RICHTIGEN START

Die ersten zehn Tage:

Progressive Phase	→	20 Wiederholungen pro Tag

Nach zehn Tagen:

Dauerregenerationsphase	→	10 Wiederholungen pro Tag

In der Dauerregenerationsphase sind nur noch zehn Einheiten pro Übung am Tag notwendig. Hat man das gewünschte Ergebnis erreicht, so läßt sich das Self-Lifting-Programm für Dekolleté und Busen auf drei Tage pro Woche beschränken. Mit dieser Übungsintensität erreichen Sie eine kontinuierliche Langzeitwirkung.

ÜBUNGEN FÜR DEN RICHTIGEN START

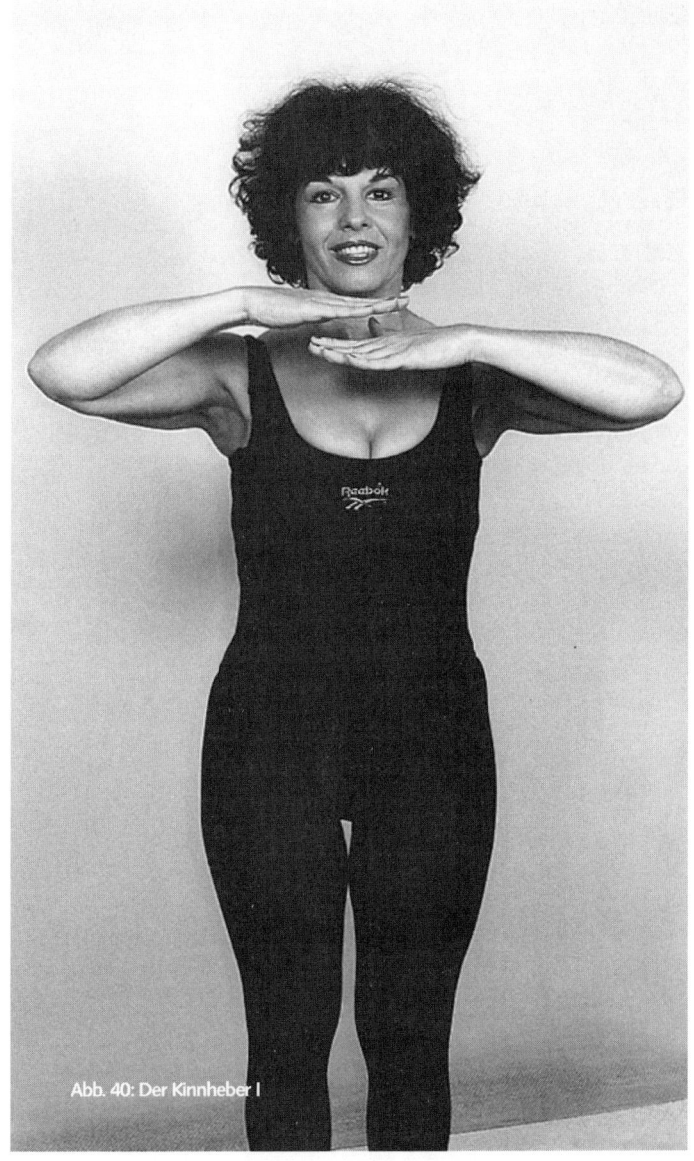

Abb. 40: Der Kinnheber I

ÜBUNGEN FÜR DEN RICHTIGEN START

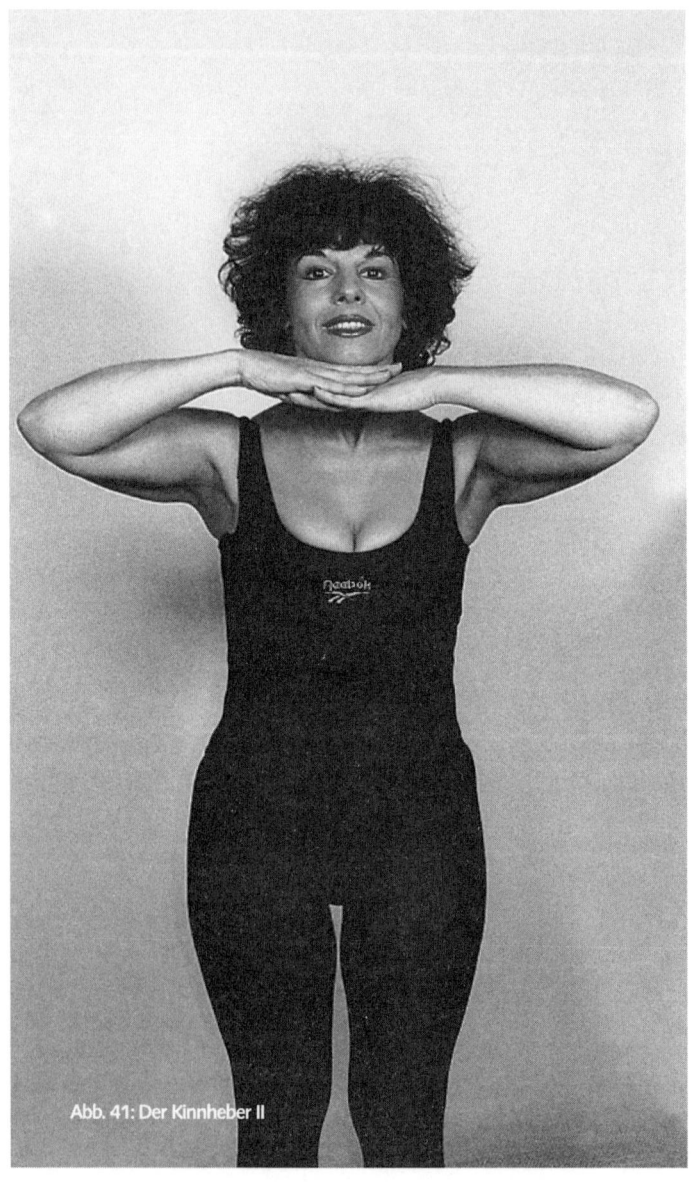

Abb. 41: Der Kinnheber II

ÜBUNGEN FÜR DEN RICHTIGEN START

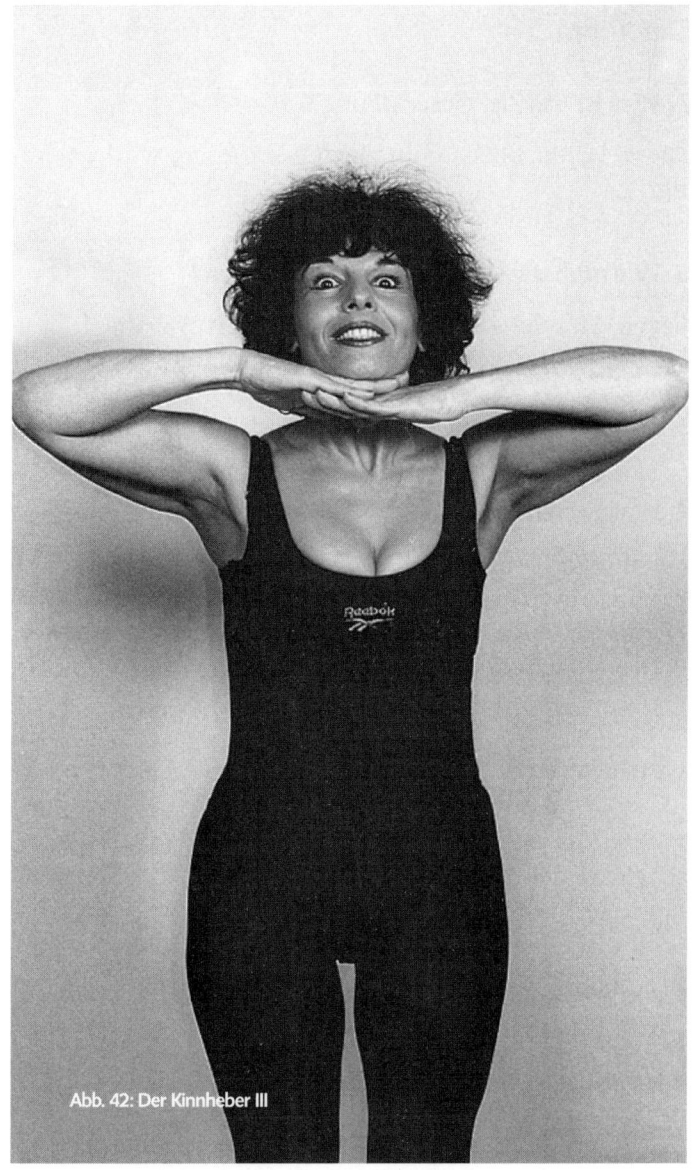

Abb. 42: Der Kinnheber III

Die Kobra

A. Was ist das Ziel dieser Übung?

Die gesamte Muskulatur des Oberkörpers wird gekräftigt.

B. Wie muß die Übung ausgeführt werden?

Legen Sie sich auf den Bauch. Falten Sie die Hände hinter dem Kopf. Ziehen Sie die Ellenbogen nach oben, wobei Sie gleichzeitig den Kopf heben sollten. Halten Sie die Beine dabei fest geschlossen.

C. Was bringt diese Übung?

Sie merken es an der Anstrengung, die Sie für diese Übung aufbringen müssen: Die Funktion des natürlichen BHs wird in allen seinen Dimensionen verbessert (vgl. Abb. 43–45).

Übungspraxis

Wenn Sie die oben beschriebene Übung gut beherrschen, dann dürfen Sie die Anzahl der Übungseinheiten über die nächsten zehn Tage auf zwanzig steigern.

Die ersten zehn Tage:

Progressive Phase	→	20 Wiederholungen pro Tag

Nach zehn Tagen:

Dauerregenerationsphase →	10 Wiederholungen pro Tag

In der Dauerregenerationsphase sind nur noch zehn Einheiten pro Übung am Tag notwendig. Hat man das gewünschte Ergebnis erreicht, so läßt sich das Self-Lifting-Programm für Dekolleté und Busen auf drei Tage pro Woche beschränken. Mit dieser Übungsintensität erreichen Sie eine kontinuierliche Langzeitwirkung.

ÜBUNGEN FÜR DEN RICHTIGEN START

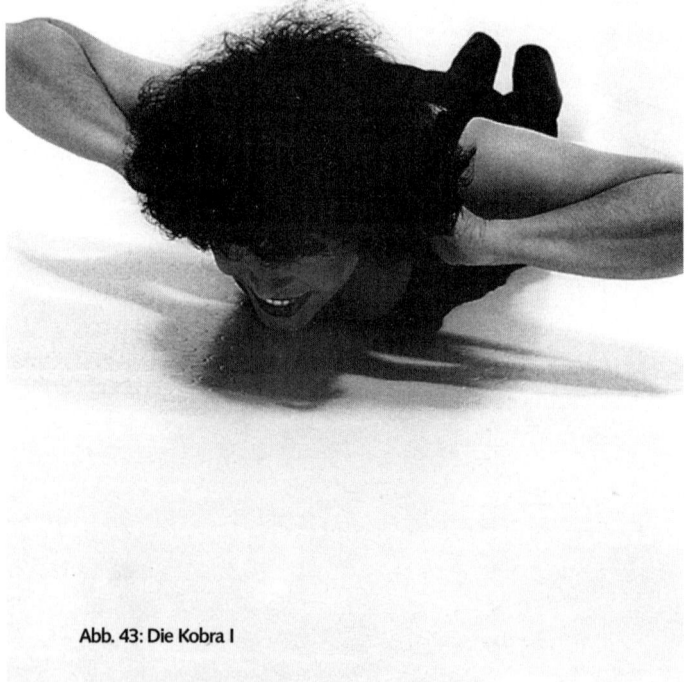

Abb. 43: Die Kobra I

ÜBUNGEN FÜR DEN RICHTIGEN START

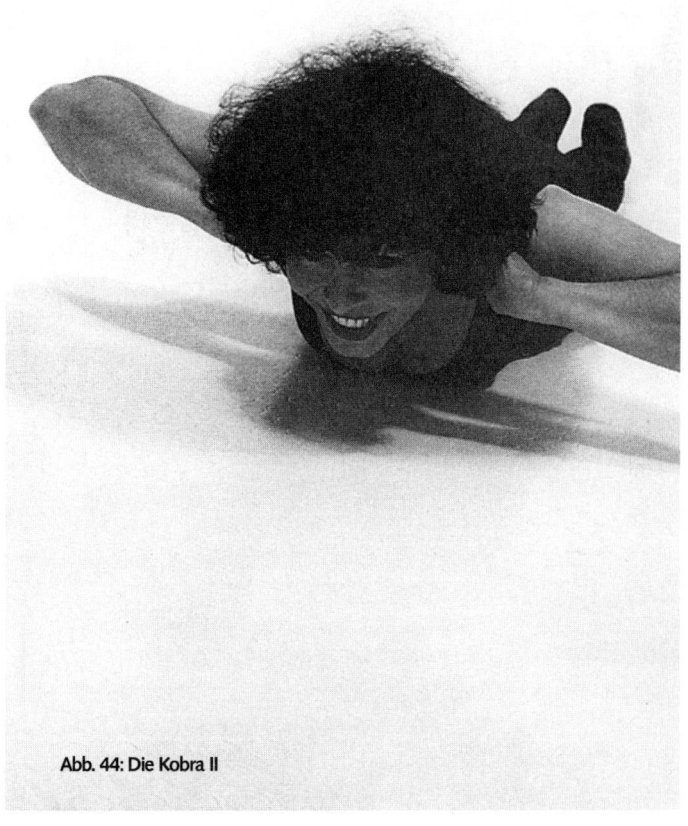

Abb. 44: Die Kobra II

ÜBUNGEN FÜR DEN RICHTIGEN START

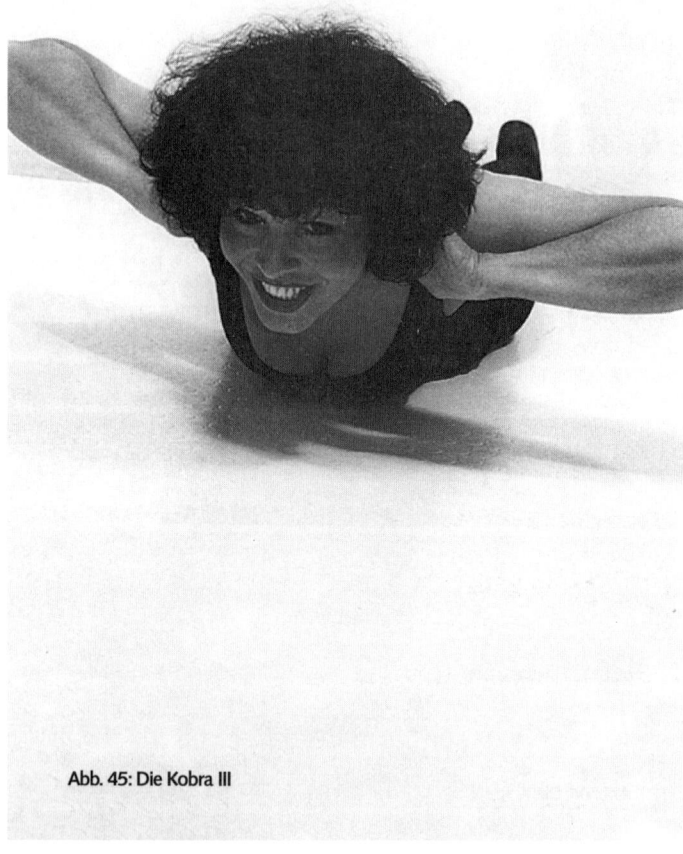

Abb. 45: Die Kobra III

Die liegende Kniebeuge

A. Was ist das Ziel dieser Übung?

Diese Übung hilft, die ganze Kraft auf die Brustmuskeln zu konzentrieren.

B. Wie muß die Übung ausgeführt werden?

Legen Sie sich auf den Rücken. Die Arme befinden sich am Körper, und die Handflächen liegen flach auf dem Boden. Ziehen Sie die Knie an, und konzentrieren Sie dabei Ihre Kraft auf die Brust, ohne die Schulter und ohne die Ellenbogen zu bewegen.

C. Was bringt diese Übung?

Sie bekommen dadurch ein gutes Gefühl für die Spannkraft Ihrer Brustmuskulatur (vgl. Abb. 46 und 47).

Übungspraxis

Wenn Sie die oben beschriebene Übung gut beherrschen, dann dürfen Sie die Anzahl der Übungseinheiten über die nächsten zehn Tage auf zwanzig steigern.

Die ersten zehn Tage:

Progressive Phase	→	20 Wiederholungen pro Tag

ÜBUNGEN FÜR DEN RICHTIGEN START

Nach zehn Tagen:

Dauerregenerationsphase →	10 Wiederholungen pro Tag

In der Dauerregenerationsphase sind nur noch zehn Einheiten pro Übung am Tag notwendig. Hat man das gewünschte Ergebnis erreicht, so läßt sich das Self-Lifting-Programm für Dekolleté und Busen auf drei Tage pro Woche beschränken. Mit dieser Übungsintensität erreichen Sie eine kontinuierliche Langzeitwirkung.

ÜBUNGEN FÜR DEN RICHTIGEN START

Abb. 46: Die liegende Kniebeuge I

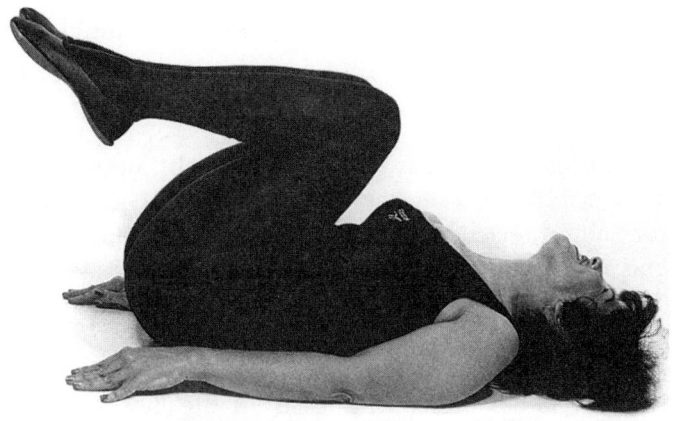

Abb. 47: Die liegende Kniebeuge II

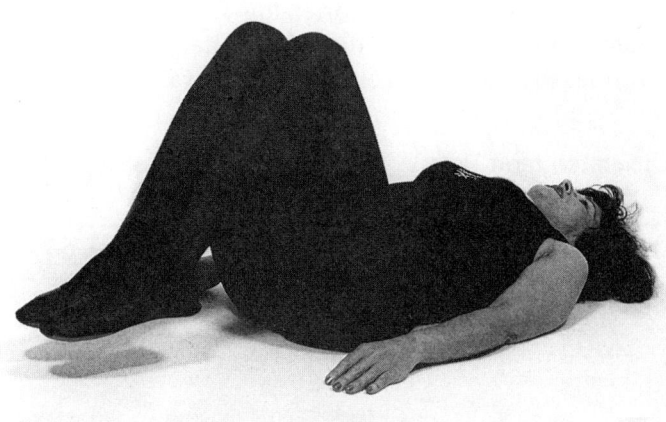

Armkreisen

A. Was ist das Ziel dieser Übung?

Die Brust- und Schultermuskeln werden gekräftigt.

B. Wie muß die Übung ausgeführt werden?

Stellen Sie sich gerade, mit seitlich leicht ausgestellten Beinen, hin. Strecken Sie die Arme im 90-Grad-Winkel zur Seite. Kreisen Sie mit den Armen zuerst nach vorne und dann nach hinten.

C. Was bringt diese Übung?

Sie spüren bei dieser Übung sofort die Bewegung der Brustmuskeln (vgl. Abb. 48–50).

Übungspraxis

Wenn Sie die oben beschriebene Übung gut beherrschen, dann dürfen Sie die Anzahl der Übungseinheiten über die nächsten zehn Tage auf zwanzig steigern.

Die ersten zehn Tage:

Progressive Phase	→	20 Wiederholungen pro Tag

ÜBUNGEN FÜR DEN RICHTIGEN START

Nach zehn Tagen:

Dauerregenerationsphase →	10 Wiederholungen pro Tag

In der Dauerregenerationsphase sind nur noch zehn Einheiten pro Übung am Tag notwendig. Hat man das gewünschte Ergebnis erreicht, so läßt sich das Self-Lifting-Programm für Dekolleté und Busen auf drei Tage pro Woche beschränken. Mit dieser Übungsintensität erreichen Sie eine kontinuierliche Langzeitwirkung.

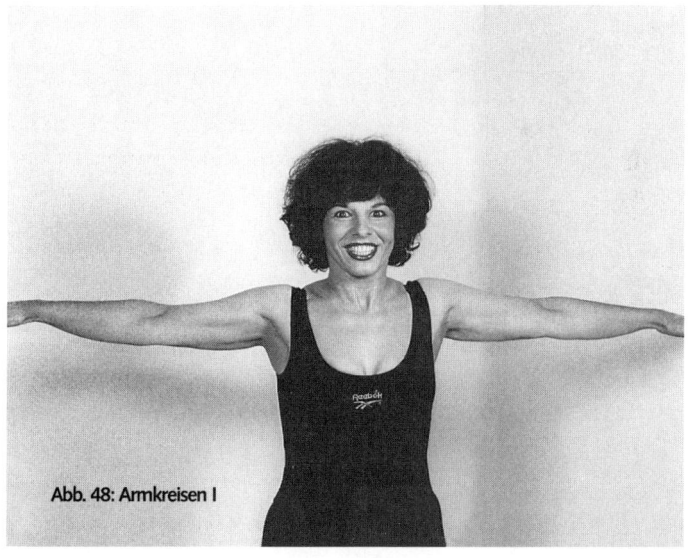

Abb. 48: Armkreisen I

ÜBUNGEN FÜR DEN RICHTIGEN START

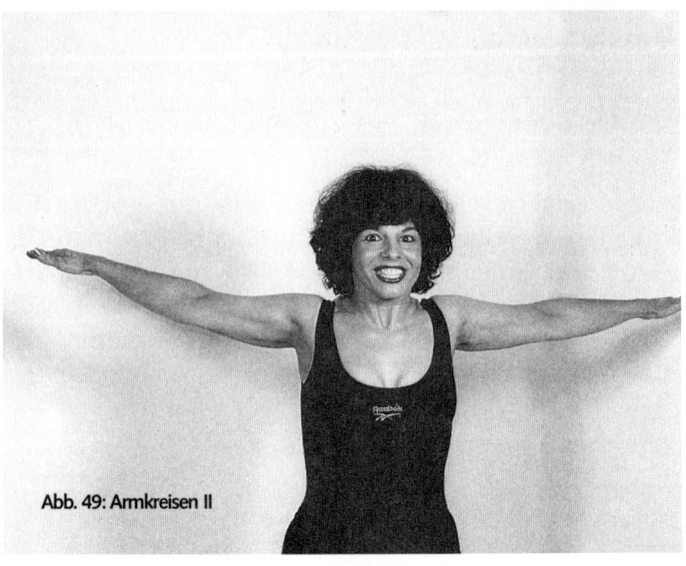

Abb. 49: Armkreisen II

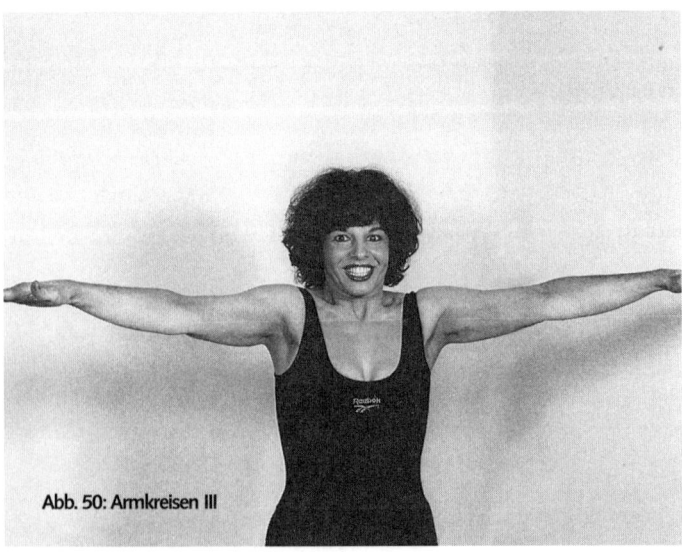

Abb. 50: Armkreisen III

Liegestütz für den Oberkörper I

A. Was ist das Ziel dieser Übung?

Diese Übung kräftigt die Arm- und Brustmuskeln.

B. Wie muß die Übung ausgeführt werden?

Stützen Sie sich mit den Händen auf den Sitzflächen von zwei Stühlen ab. Gehen Sie so mit den Armen in den Liegestütz, und drücken Sie den Oberkörper mit der Kraft der Arme nach oben, ohne das Becken zu bewegen.

C. Was bringt diese Übung?

Gegen das Gewicht Ihres Oberkörpers trainieren Sie Ihre Brustmuskulatur (vgl. Abb. 51).

Übungspraxis

Wenn Sie die oben beschriebene Übung gut beherrschen, dann dürfen Sie die Anzahl der Übungseinheiten über die nächsten zehn Tage auf zwanzig steigern.

Die ersten zehn Tage:

Progressive Phase	→	20 Wiederholungen pro Tag

ÜBUNGEN FÜR DEN RICHTIGEN START

Nach zehn Tagen:

Dauerregenerationsphase →	10 Wiederholungen pro Tag

In der Dauerregenerationsphase sind nur noch zehn Einheiten pro Übung am Tag notwendig. Hat man das gewünschte Ergebnis erreicht, so läßt sich das Self-Lifting-Programm für Dekolleté und Busen auf drei Tage pro Woche beschränken. Mit dieser Übungsintensität erreichen Sie eine kontinuierliche Langzeitwirkung.

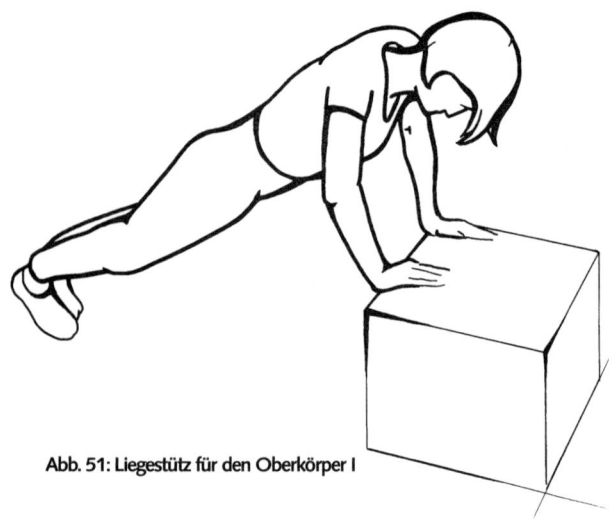

Abb. 51: Liegestütz für den Oberkörper I

Liegestütz für den Oberkörper II

A. Was ist das Ziel dieser Übung?

Diese Übung stärkt noch intensiver die Arm- und Brustmuskulatur.

B. Wie muß die Übung ausgeführt werden?

Gehen Sie in den Liegestütz, wobei sich die Füße erhöht auf einer Unterlage befinden. Drücken Sie den Oberkörper wieder mit der Kraft der Arme nach oben, der Körper bleibt gerade.

C. Was bringt diese Übung?

Bei dieser Übung trainieren Sie die Brustmuskeln, und zwar gegen noch mehr Gewicht Ihres Körpers (vgl. Abb. 52).

Übungspraxis

Wenn Sie die oben beschriebene Übung gut beherrschen, dann dürfen Sie die Anzahl der Übungseinheiten über die nächsten zehn Tage auf zwanzig steigern.

Die ersten zehn Tage:

Progressive Phase	→	20 Wiederholungen pro Tag

ÜBUNGEN FÜR DEN RICHTIGEN START

Nach zehn Tagen:

| Dauerregenerationsphase → | 10 Wiederholungen pro Tag |

In der Dauerregenerationsphase sind nur noch zehn Einheiten pro Übung am Tag notwendig. Hat man das gewünschte Ergebnis erreicht, so läßt sich das Self-Lifting-Programm für Dekolleté und Busen auf drei Tage pro Woche beschränken. Mit dieser Übungsintensität erreichen Sie eine kontinuierliche Langzeitwirkung.

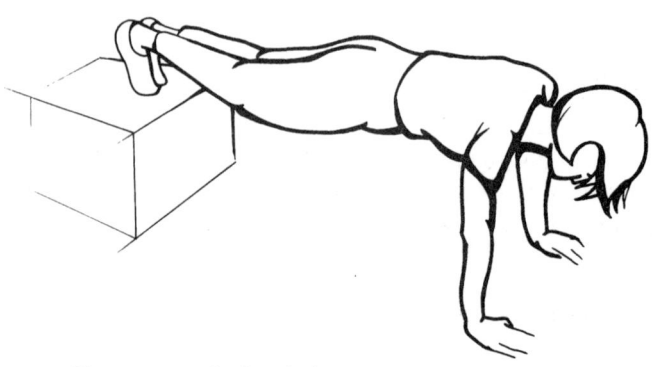

Abb. 52: Liegestütz für den Oberkörper II

Das Ellenbogenkreisen

A. Was ist das Ziel dieser Übung?

Diese Übung kräftigt die Brustmuskeln und macht sie obendrein noch geschmeidig.

B. Wie muß die Übung ausgeführt werden?

Stehen Sie aufrecht, und grätschen Sie die Beine leicht. Winkeln Sie die Arme stark an, und legen Sie dabei gleichzeitig die Finger auf die Schultern. Kreisen Sie in dieser Stellung die Arme zunächst nach vorne und anschließend nach hinten.

C. Was bringt diese Übung?

Sie spüren bei dieser Übung, wie die Beweglichkeit und die Geschmeidigkeit Ihrer Brustmuskulatur gefördert werden (vgl. Abb. 53–55).

Übungspraxis

Wenn Sie die oben beschriebene Übung gut beherrschen, dann dürfen Sie die Anzahl der Übungseinheiten über die nächsten zehn Tage auf zwanzig steigern.

Die ersten zehn Tage:

Progressive Phase	→	20 Wiederholungen pro Tag

ÜBUNGEN FÜR DEN RICHTIGEN START

Nach zehn Tagen:

Dauerregenerationsphase →	10 Wiederholungen pro Tag

In der Dauerregenerationsphase sind nur noch zehn Einheiten pro Übung am Tag notwendig. Hat man das gewünschte Ergebnis erreicht, so läßt sich das Self-Lifting-Programm für Dekolleté und Busen auf drei Tage pro Woche beschränken. Mit dieser Übungsintensität erreichen Sie eine kontinuierliche Langzeitwirkung.

ÜBUNGEN FÜR DEN RICHTIGEN START

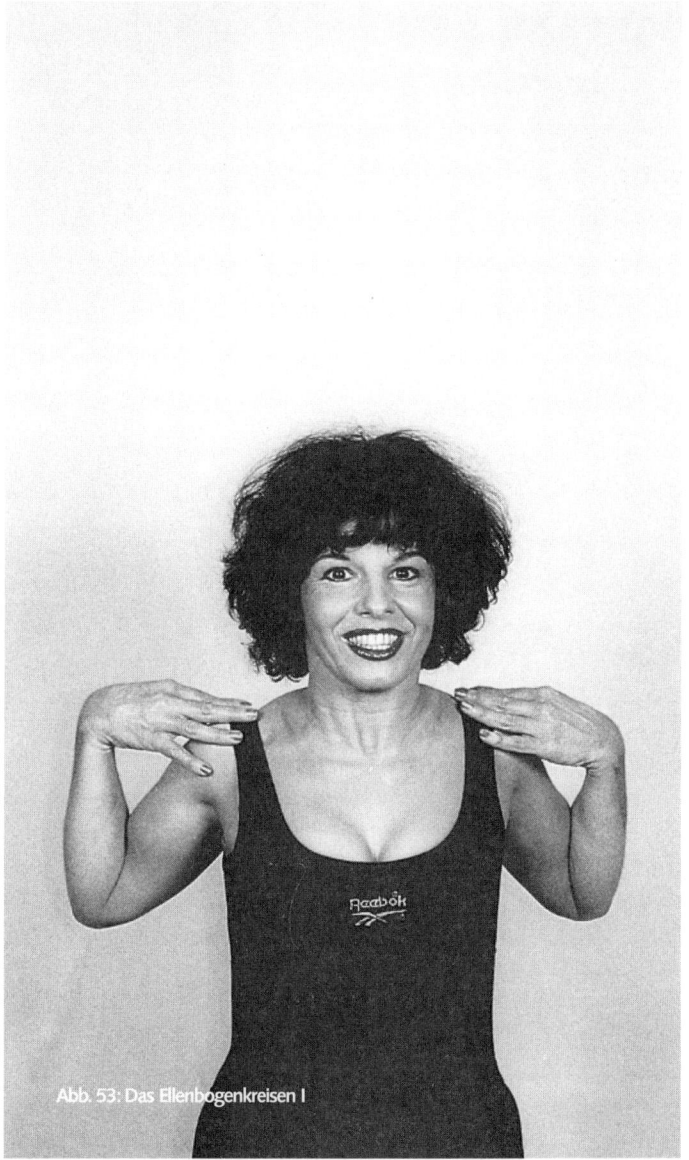

Abb. 53: Das Ellenbogenkreisen I

ÜBUNGEN FÜR DEN RICHTIGEN START

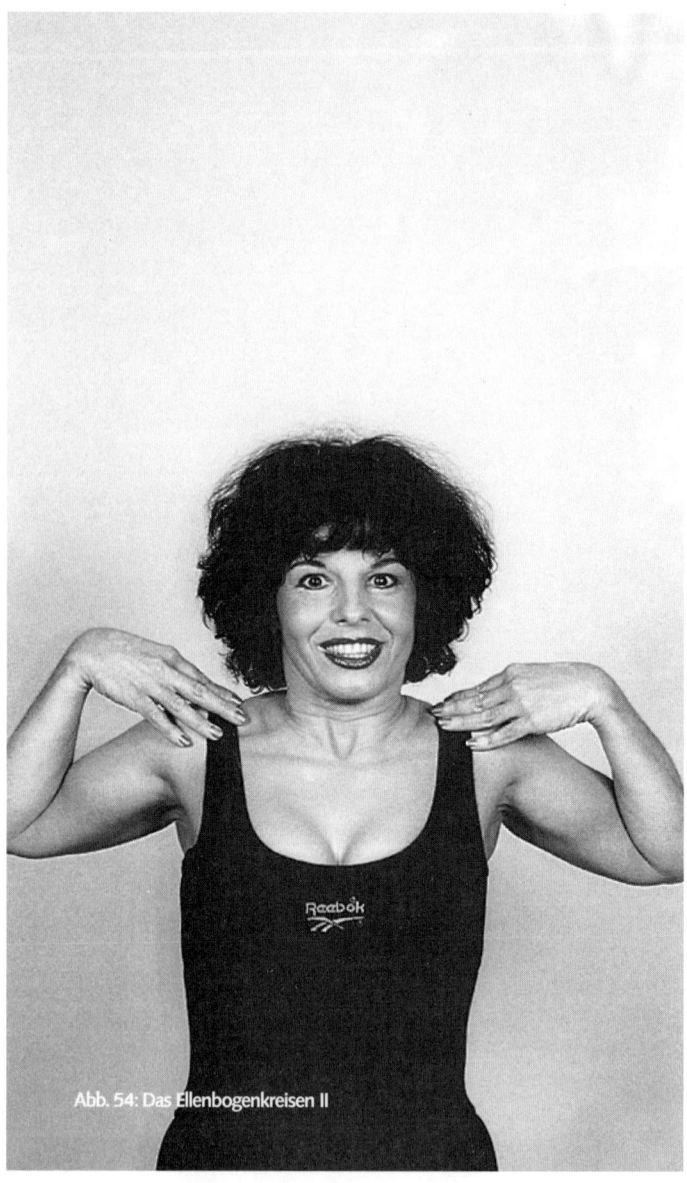

Abb. 54: Das Ellenbogenkreisen II

ÜBUNGEN FÜR DEN RICHTIGEN START

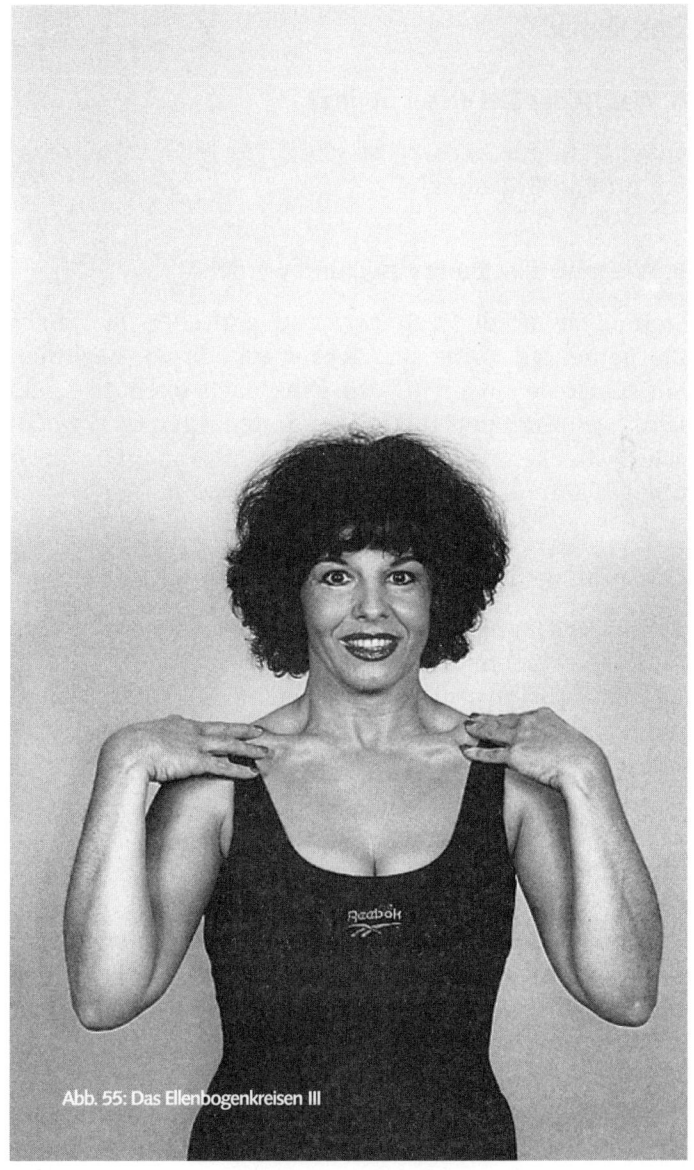

Abb. 55: Das Ellenbogenkreisen III

Das Signal

A. Was ist das Ziel dieser Übung?

Diese Übung stärkt wechselseitig den linken und rechten großen Brustmuskel.

B. Wie muß die Übung ausgeführt werden?

Stehen Sie wieder aufrecht, und grätschen Sie leicht die Beine. Die Arme sind locker am Körper. Beginnen Sie zuerst den rechten Arm ganz nach oben zu strecken, während der linke Arm unten bleibt. Abwechselnd strecken Sie dann den linken Arm ganz nach oben, während der linke Arm unten bleibt.

C. Was bringt diese Übung?

Bei dieser Übung zum Training der Brustmuskeln können Sie sich sehr gut auf den rechten und den linken großen Brustmuskel konzentrieren. Sie spüren rasch die Entwicklung dieser beiden großen Muskeln (vgl. Abb. 56–58).

Übungspraxis

Wenn Sie die oben beschriebene Übung gut beherrschen, dann dürfen Sie die Anzahl der Übungseinheiten über die nächsten zehn Tage auf zwanzig steigern.

ÜBUNGEN FÜR DEN RICHTIGEN START

Die ersten zehn Tage:

| Progressive Phase | → | 20 Wiederholungen pro Tag |

Nach zehn Tagen:

| Dauerregenerationsphase | → | 10 Wiederholungen pro Tag |

In der Dauerregenerationsphase sind nur noch zehn Einheiten pro Übung am Tag notwendig. Hat man das gewünschte Ergebnis erreicht, so läßt sich das Self-Lifting-Programm für Dekolleté und Busen auf drei Tage pro Woche beschränken. Mit dieser Übungsintensität erreichen Sie eine kontinuierliche Langzeitwirkung.

ÜBUNGEN FÜR DEN RICHTIGEN START

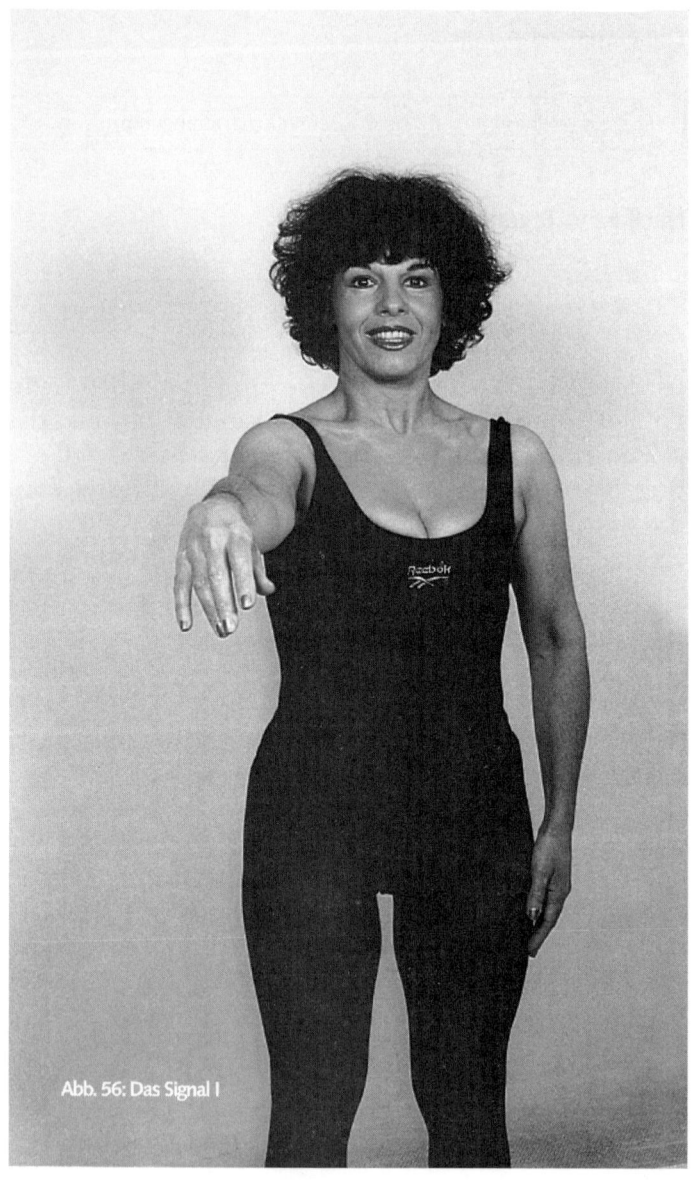

Abb. 56: Das Signal I

ÜBUNGEN FÜR DEN RICHTIGEN START

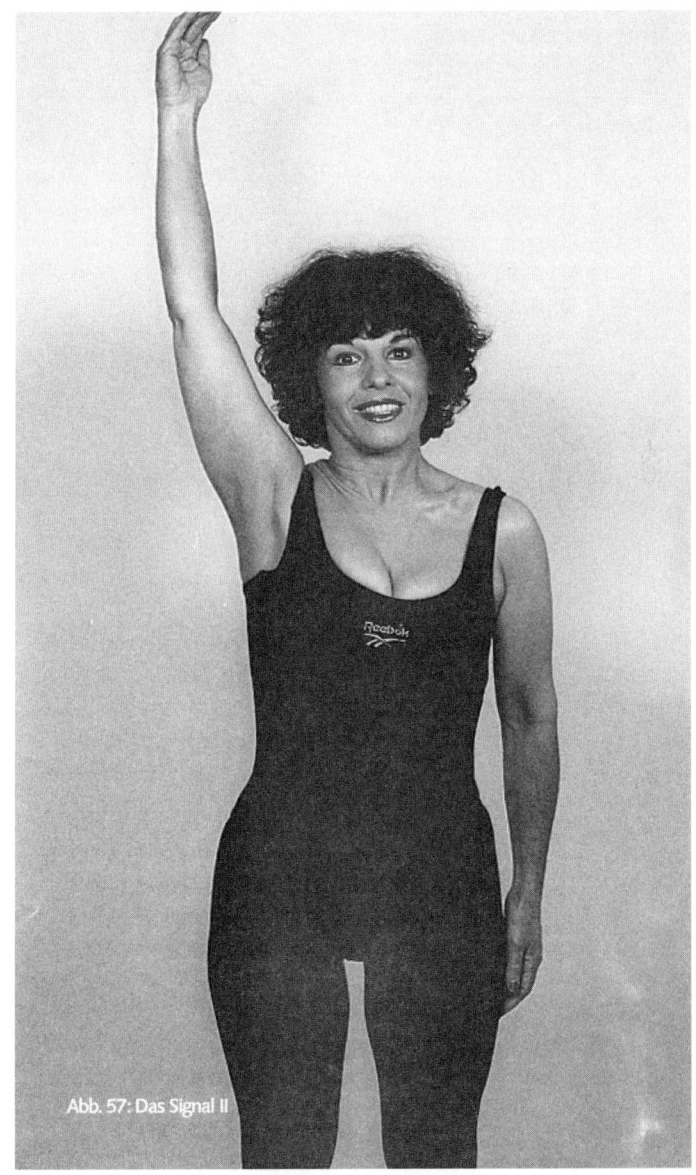

Abb. 57: Das Signal II

ÜBUNGEN FÜR DEN RICHTIGEN START

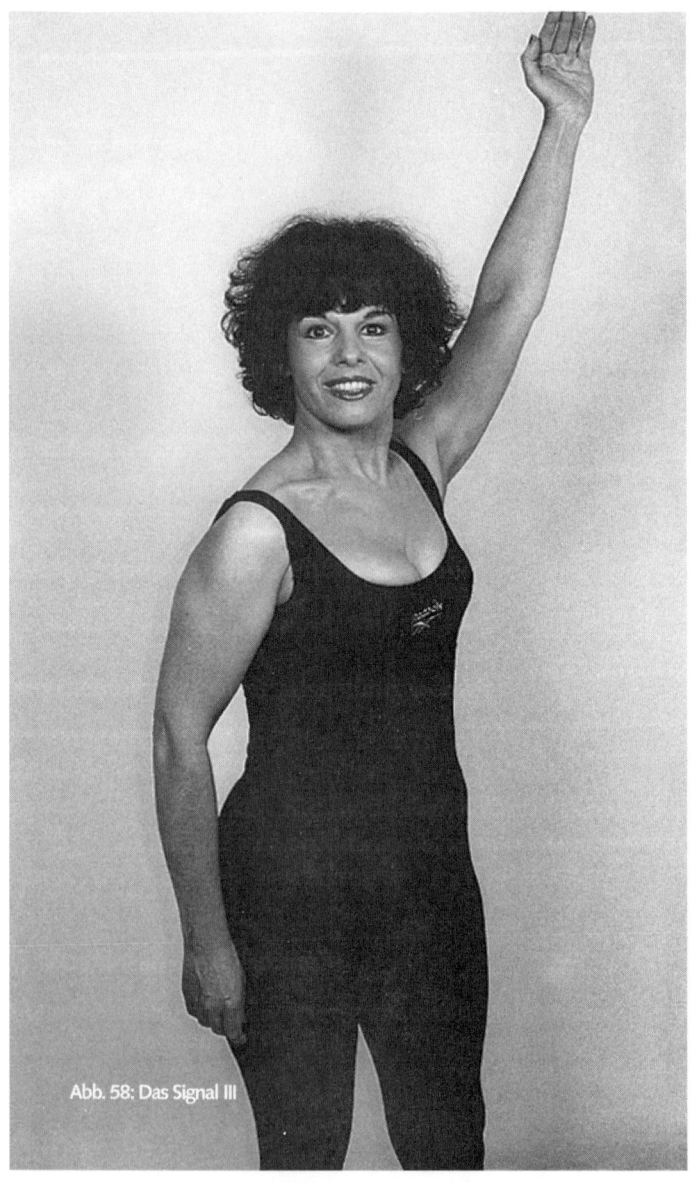

Abb. 58: Das Signal III

Die Lokomotive

A. Was ist das Ziel dieser Übung?

Diese Übung ist ein weiterer Baustein für die Brustmuskeln, die das Grundgerüst von Ihrem natürlichen BH bilden.

B. Wie muß die Übung ausgeführt werden?

Sie stehen gerade, und die Beine sind leicht gespreizt. Beide Hände umfassen das jeweils andere Handgelenk. Schieben Sie jetzt kräftig die Handgelenke hin und her.

C. Was bringt diese Übung?

Sie merken bei dieser Übung sehr schnell, wie der große Brustmuskel und der Busen kräftig in Bewegung kommen (vgl. Abb. 59–61).

Übungspraxis

Wenn Sie die oben beschriebene Übung gut beherrschen, dann dürfen Sie die Anzahl der Übungseinheiten über die nächsten zehn Tage auf zwanzig steigern.

Die ersten zehn Tage:

Progressive Phase	→	20 Wiederholungen pro Tag

ÜBUNGEN FÜR DEN RICHTIGEN START

Nach zehn Tagen:

Dauerregenerationsphase →	10 Wiederholungen pro Tag

In der Dauerregenerationsphase sind nur noch zehn Einheiten pro Übung am Tag notwendig. Hat man das gewünschte Ergebnis erreicht, so läßt sich das Self-Lifting-Programm für Dekolleté und Busen auf drei Tage pro Woche beschränken. Mit dieser Übungsintensität erreichen Sie eine kontinuierliche Langzeitwirkung.

ÜBUNGEN FÜR DEN RICHTIGEN START

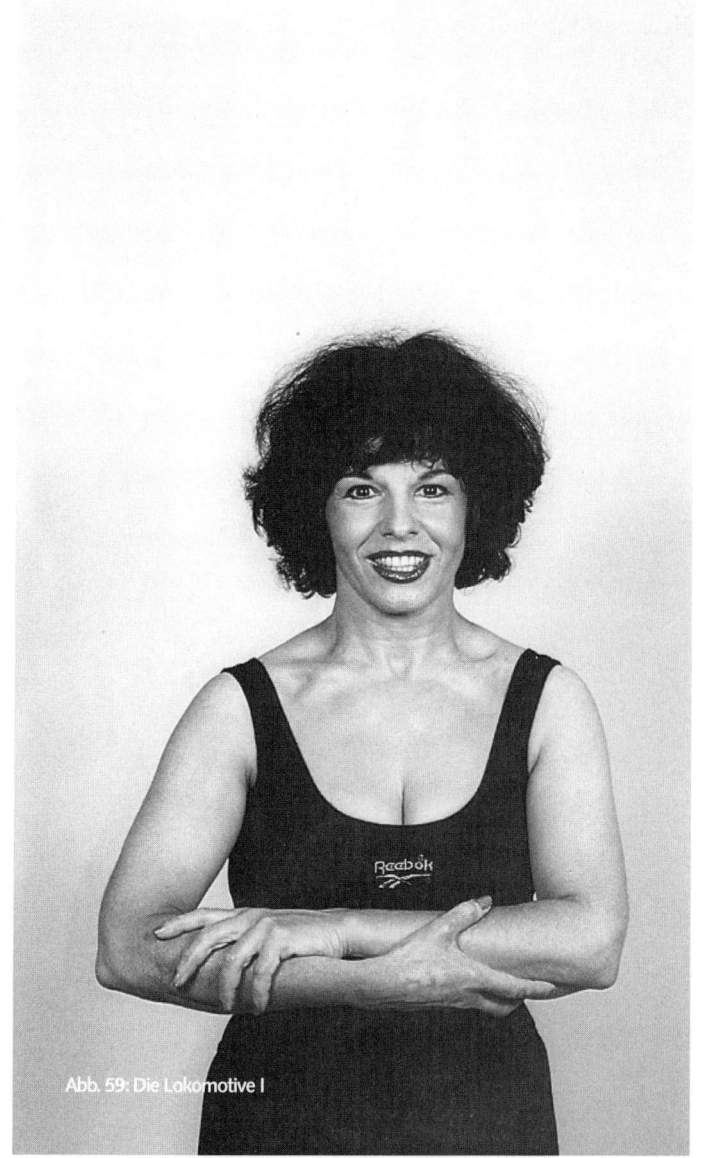

Abb. 59: Die Lokomotive I

ÜBUNGEN FÜR DEN RICHTIGEN START

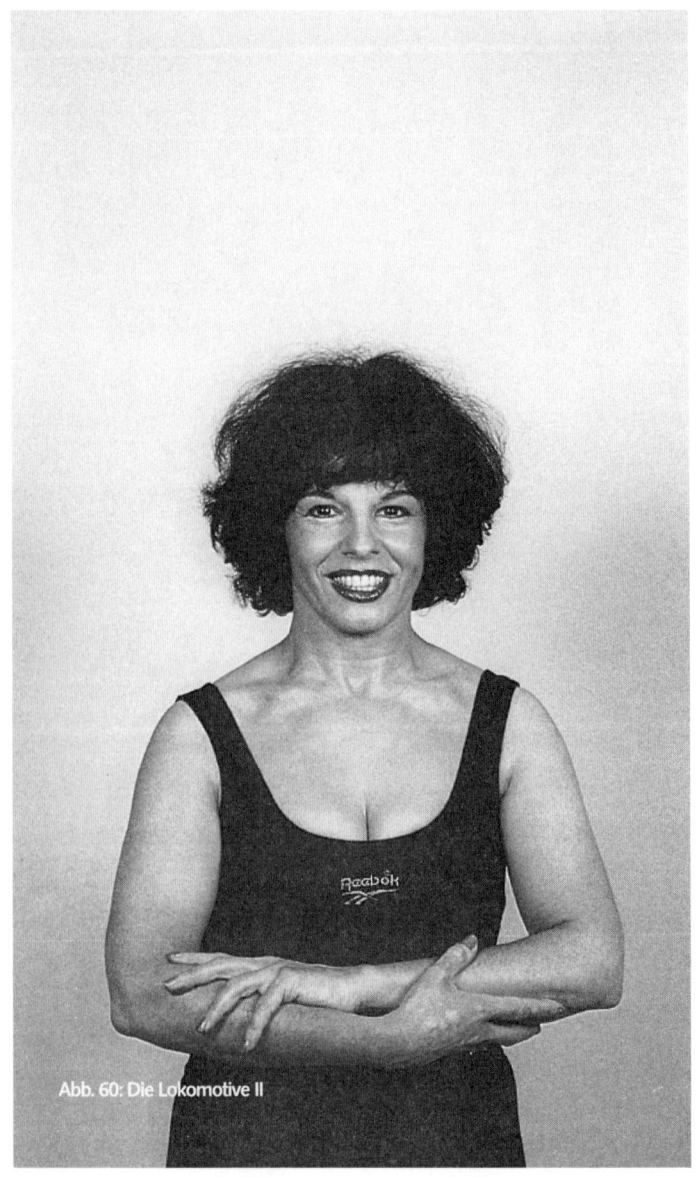

Abb. 60: Die Lokomotive II

ÜBUNGEN FÜR DEN RICHTIGEN START

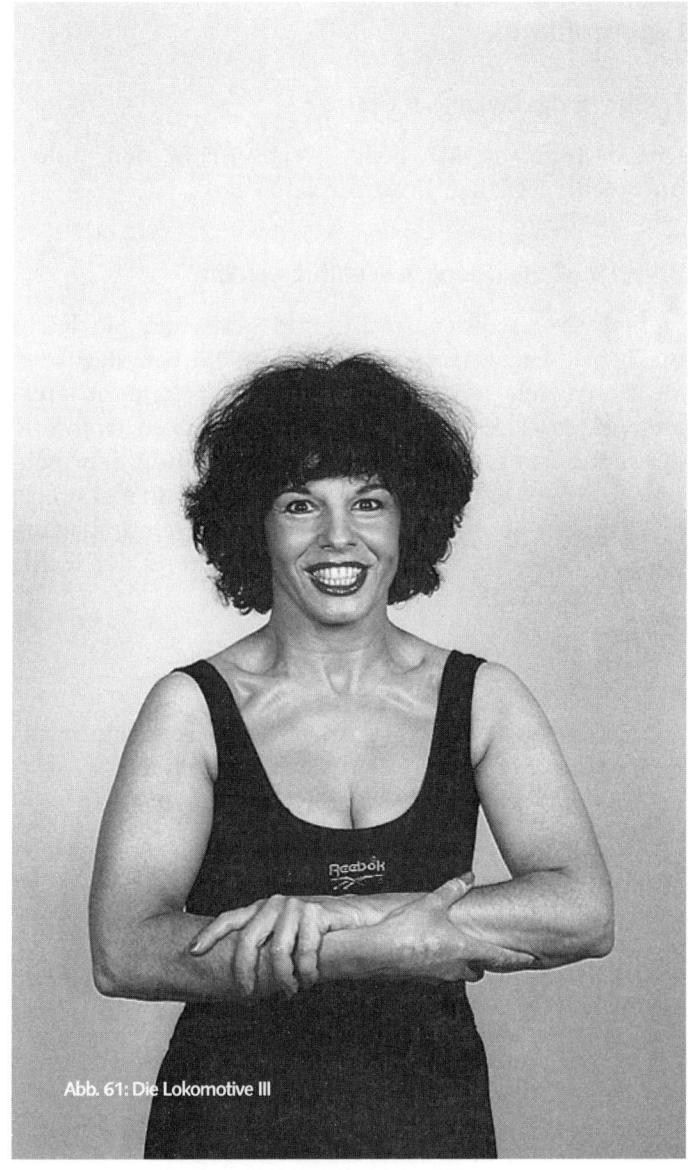

Abb. 61: Die Lokomotive III

Die Armpumpe

A. Was ist das Ziel dieser Übung?

Diese Übung stärkt wieder wechselseitig den linken und rechten großen Brustmuskel.

B. Wie muß die Übung ausgeführt werden?

Stehen Sie wieder aufrecht, und grätschen Sie leicht die Beine. Die Arme sind locker am Körper. Beginnen Sie zuerst den rechten Arm gerade zur Seite zu strecken, indem Sie den Ellenbogen einknicken, während der linke Arm unten bleibt. Strecken Sie nun den rechten Arm nach unten, wobei Sie die Hand mit gestreckten Fingern seitlich ausstellen. Abwechselnd machen Sie das dann mit dem linken Arm, während der rechte Arm unten bleibt.

C. Was bringt diese Übung?

Sie spüren auch bei dieser Übung die Entwicklung der beiden großen Brustmuskeln (vgl. Abb. 62–64).

Übungspraxis

Wenn Sie die oben beschriebene Übung gut beherrschen, dann dürfen Sie die Anzahl der Übungseinheiten über die nächsten zehn Tage auf zwanzig steigern.

Die ersten zehn Tage:

| Progressive Phase | → | 20 Wiederholungen pro Tag |

Nach zehn Tagen:

| Dauerregenerationsphase | → | 10 Wiederholungen pro Tag |

In der Dauerregenerationsphase sind nur noch zehn Einheiten pro Übung am Tag notwendig. Hat man das gewünschte Ergebnis erreicht, so läßt sich das Self-Lifting-Programm für Dekolleté und Busen auf drei Tage pro Woche beschränken. Mit dieser Übungsintensität erreichen Sie eine kontinuierliche Langzeitwirkung.

ÜBUNGEN FÜR DEN RICHTIGEN START

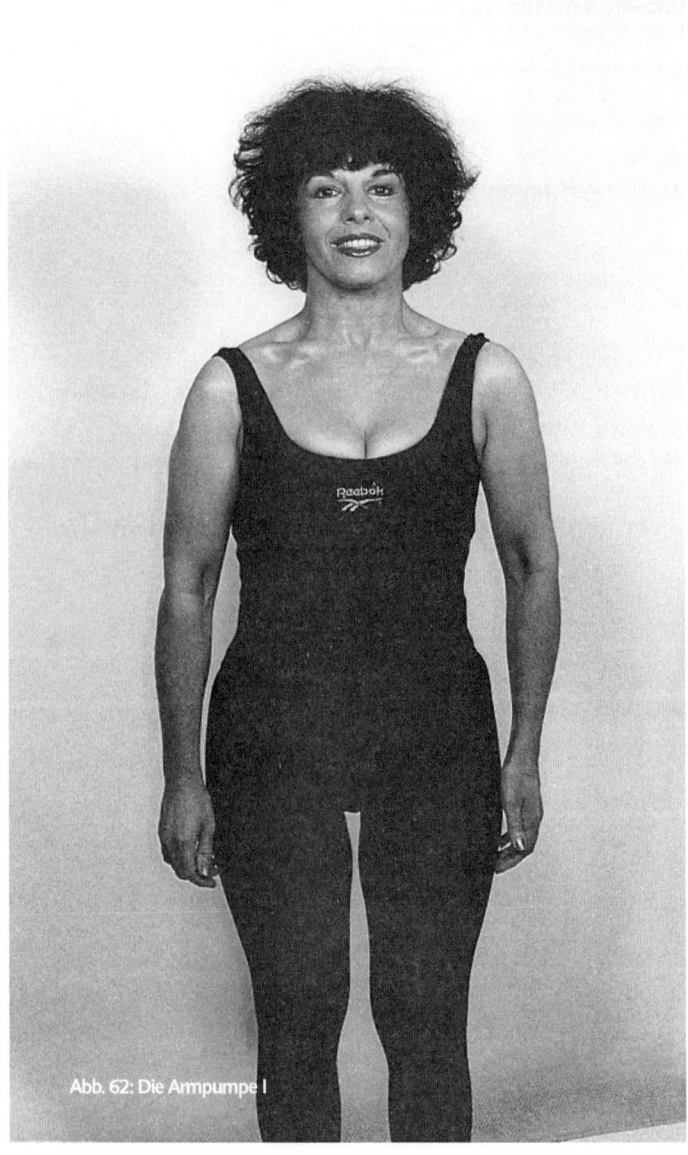

Abb. 62: Die Armpumpe I

ÜBUNGEN FÜR DEN RICHTIGEN START

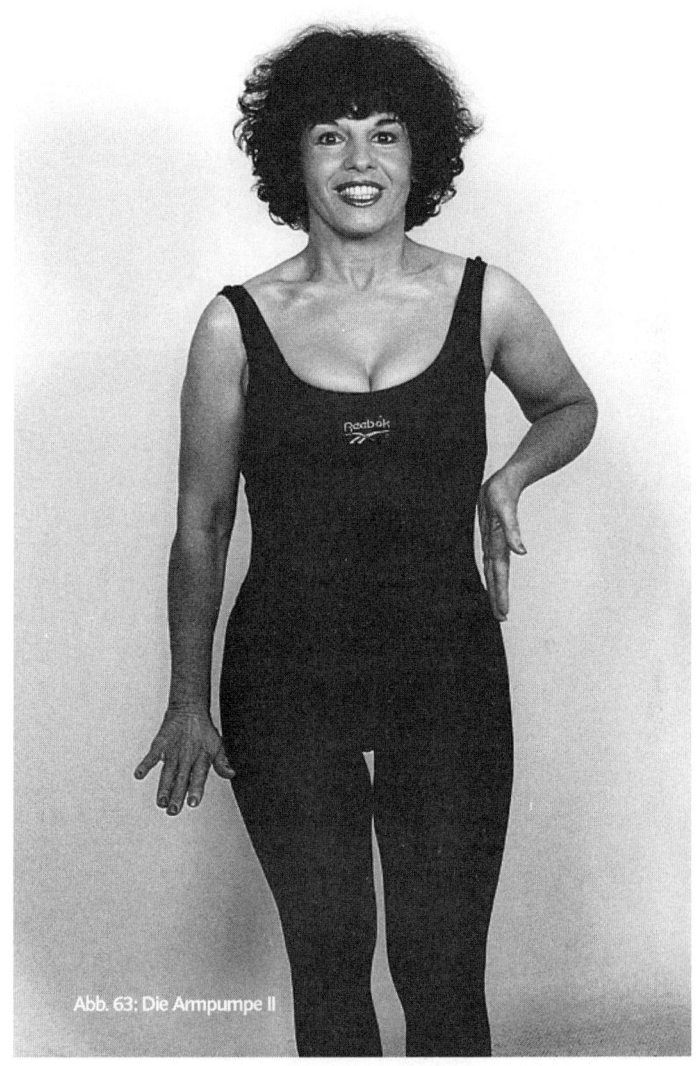

Abb. 63: Die Armpumpe II

ÜBUNGEN FÜR DEN RICHTIGEN START

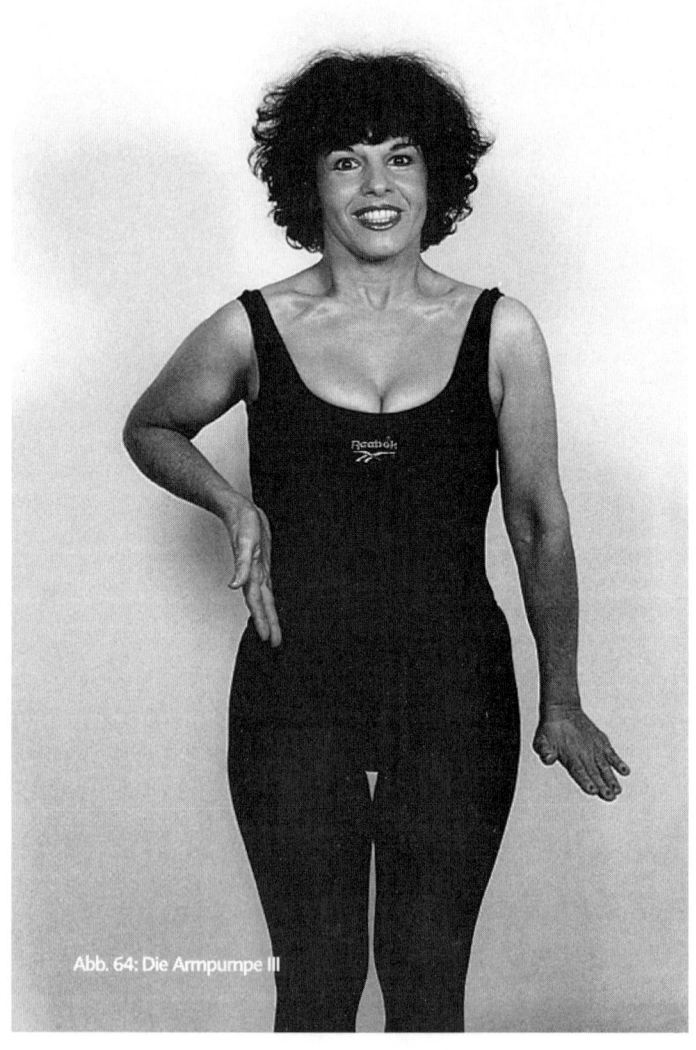

Abb. 64: Die Armpumpe III

Der Bogen

A. Was ist das Ziel dieser Übung?

Diese Übung bringt eine abwechselnde Streckung und Entspannung der Brustmuskeln.

B. Wie muß die Übung ausgeführt werden?

Sie knien auf dem Boden und strecken beide Arme gleichzeitig nach oben und hinten über den Kopf. Senken Sie anschließend die Arme, und lassen Sie sie locker neben dem Körper ausschwingen, bevor Sie die Übung wieder neu beginnen.

C. Was bringt diese Übung?

Genießen Sie besonders die Entspannung nach der Streckung der Brustmuskeln (vgl. Abb. 65–67).

Übungspraxis

Wenn Sie die oben beschriebene Übung gut beherrschen, dann dürfen Sie die Anzahl der Übungseinheiten über die nächsten zehn Tage auf zwanzig steigern.

Die ersten zehn Tage:

Progressive Phase	→	20 Wiederholungen pro Tag

Nach zehn Tagen:

Dauerregenerationsphase →	10 Wiederholungen pro Tag

In der Dauerregenerationsphase sind nur noch zehn Einheiten pro Übung am Tag notwendig. Hat man das gewünschte Ergebnis erreicht, so läßt sich das Self-Lifting-Programm für Dekolleté und Busen auf drei Tage pro Woche beschränken. Mit dieser Übungsintensität erreichen Sie eine kontinuierliche Langzeitwirkung.

ÜBUNGEN FÜR DEN RICHTIGEN START

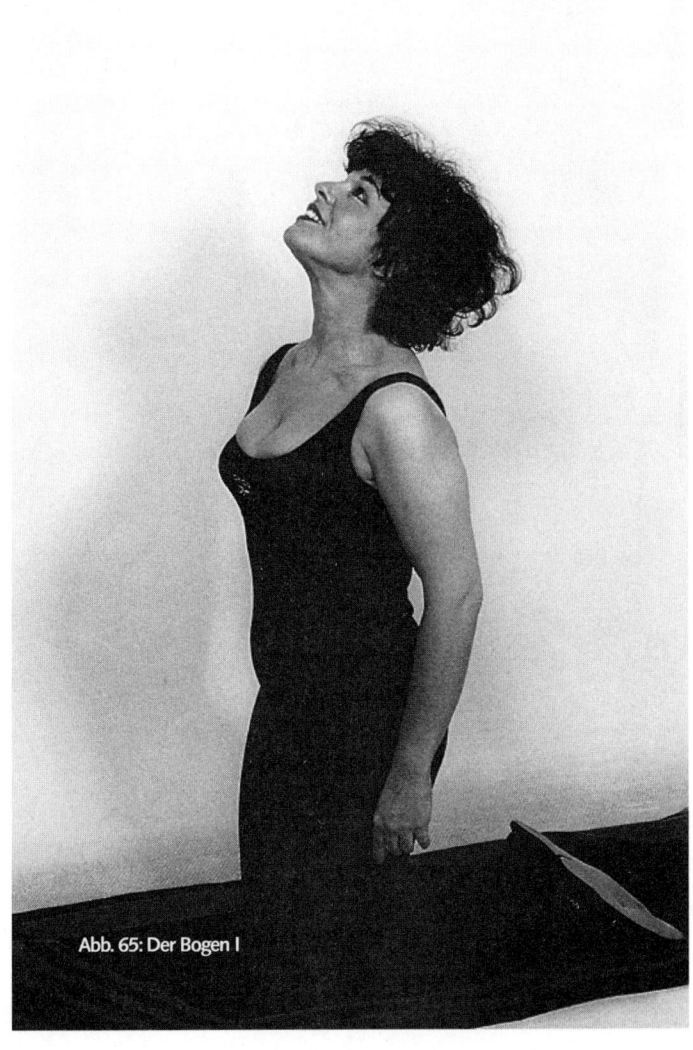

Abb. 65: Der Bogen I

ÜBUNGEN FÜR DEN RICHTIGEN START

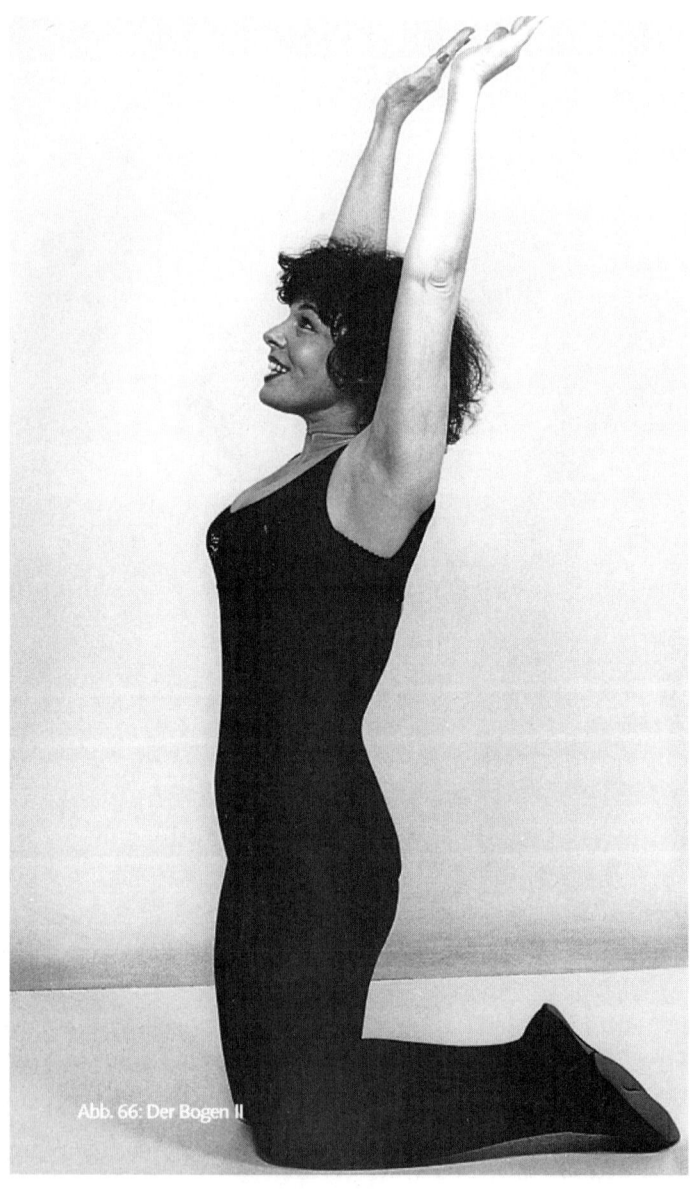

Abb. 66: Der Bogen II

ÜBUNGEN FÜR DEN RICHTIGEN START

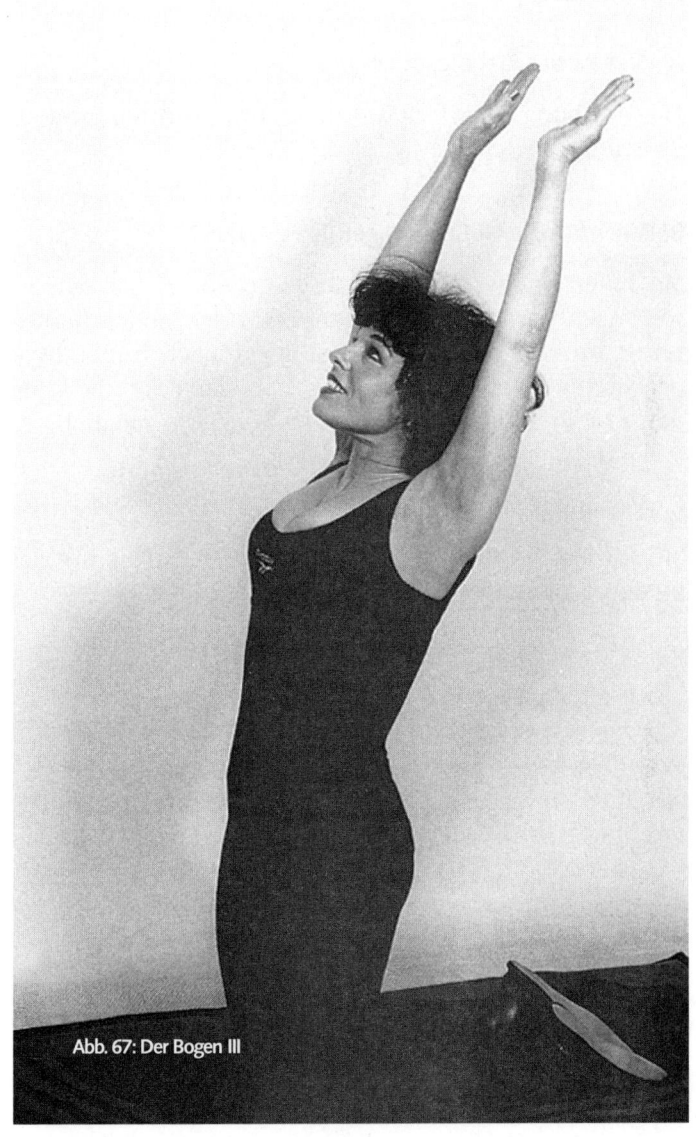

Abb. 67: Der Bogen III

ÜBUNGEN FÜR DEN RICHTIGEN START

Die Armwippe

A. Was ist das Ziel dieser Übung?

Diese Übung stärkt den linken und rechten großen Brustmuskel gleichzeitig.

B. Wie muß die Übung ausgeführt werden?

Sie knien wieder auf dem Boden, beugen Sie sich so weit nach vorn, bis Sie mit der Stirn den Boden berühren können. Strecken Sie beide Arme nach hinten, wobei Sie die Hände verschränken. Strecken Sie die Arme dann in wippender Bewegung so hoch wie möglich.

C. Was bringt diese Übung?

Sie spüren bei dieser Übung die kräftige Streckung der beiden großen Brustmuskeln (vgl. Abb. 68–70).

Übungspraxis

Wenn Sie die oben beschriebene Übung gut beherrschen, dann dürfen Sie die Anzahl der Übungseinheiten über die nächsten zehn Tage auf zwanzig steigern.

Die ersten zehn Tage:

Progressive Phase	→	20 Wiederholungen pro Tag

Nach zehn Tagen:

Dauerregenerationsphase →	10 Wiederholungen pro Tag

In der Dauerregenerationsphase sind nur noch zehn Einheiten pro Übung am Tag notwendig. Hat man das gewünschte Ergebnis erreicht, so läßt sich das Self-Lifting-Programm für Dekolleté und Busen auf drei Tage pro Woche beschränken. Mit dieser Übungsintensität erreichen Sie eine kontinuierliche Langzeitwirkung.

ÜBUNGEN FÜR DEN RICHTIGEN START

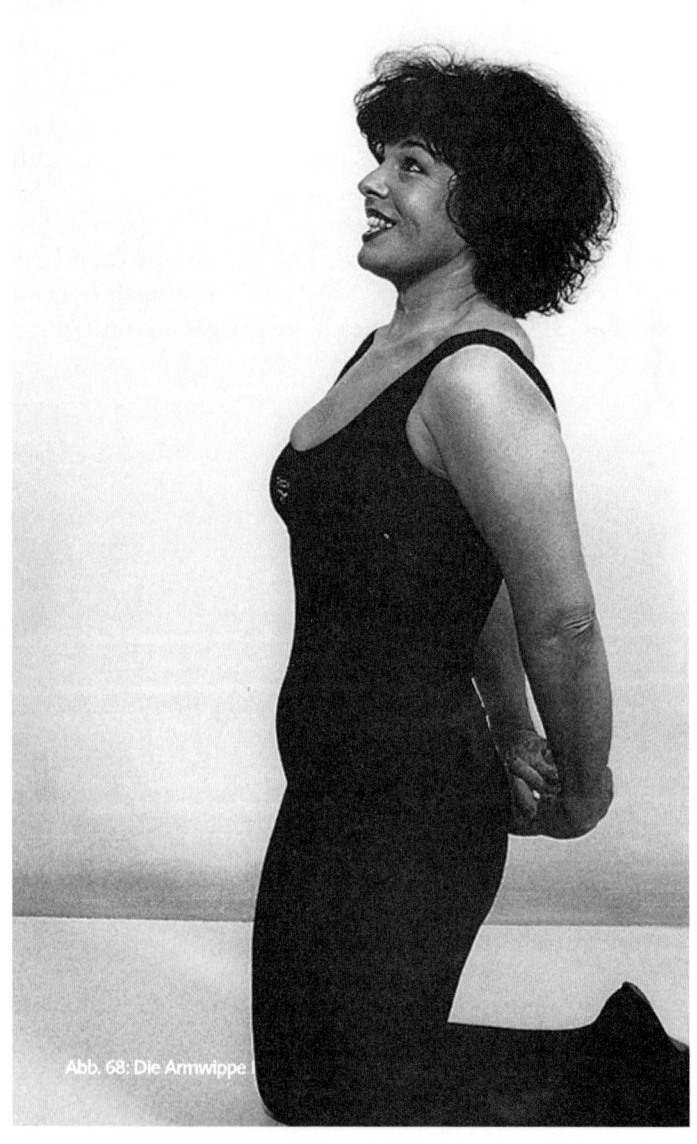

Abb. 68: Die Armwippe I

ÜBUNGEN FÜR DEN RICHTIGEN START

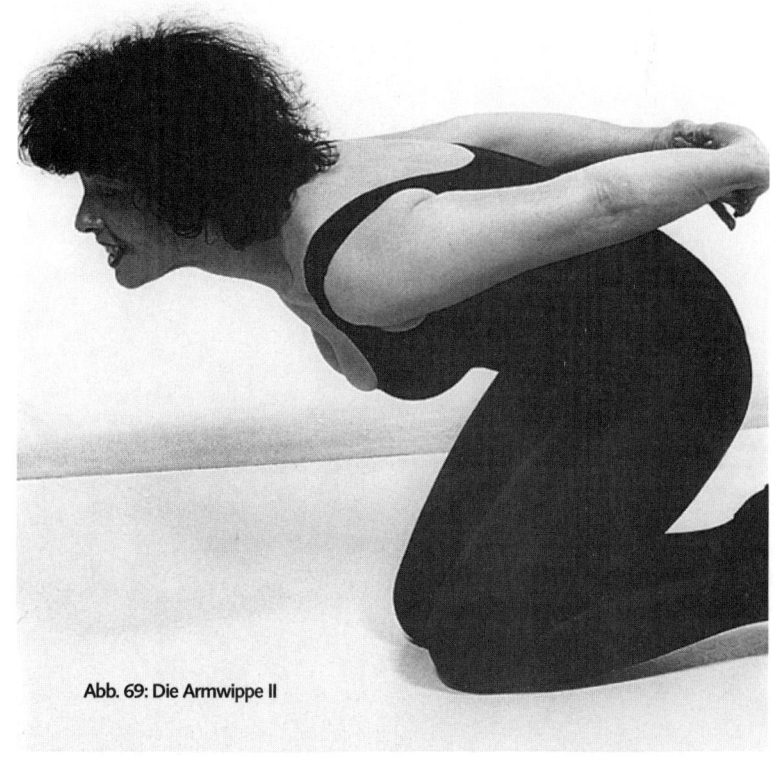

Abb. 69: Die Armwippe II

ÜBUNGEN FÜR DEN RICHTIGEN START

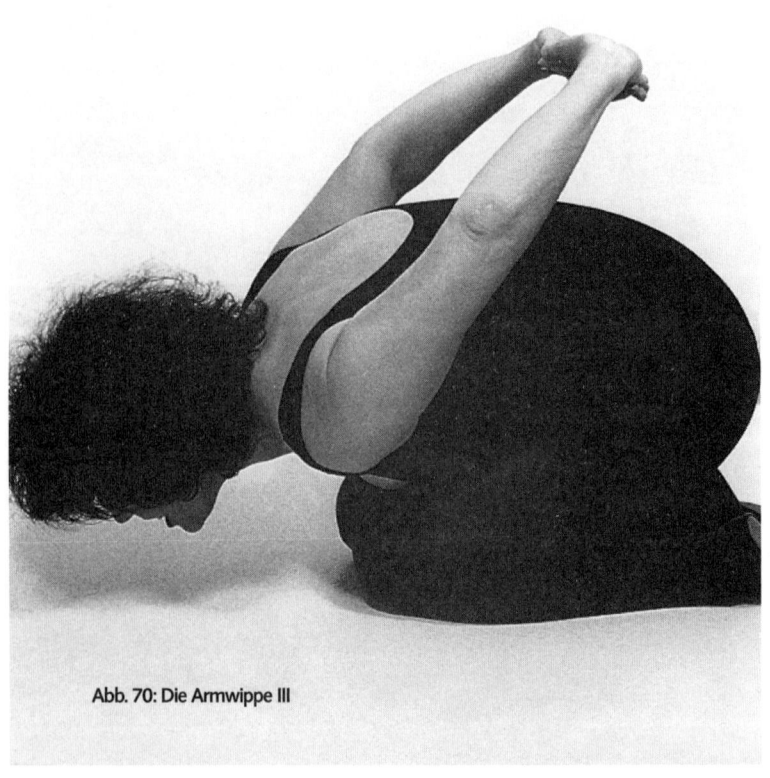

Abb. 70: Die Armwippe III

Der Powergriff

A. Was ist das Ziel dieser Übung?

Wie der Name schon sagt, kräftigt auch diese Übung in ganz besonderem Maße die Brustmuskulatur und sollte auch auf gar keinen Fall in Ihrem täglichen Trainingsprogramm fehlen.

B. Wie muß die Übung ausgeführt werden?

Stellen Sie sich aufrecht hin. Die Beine sind dabei in einer leichten Grätsche. Pressen Sie die Handflächen gegeneinander, während die Ellenbogen dabei gerade nach vorne und zur Seite zeigen. Pressen Sie nun rhythmisch die beiden Handflächen kräftig gegeneinander.

C. Was bringt diese Übung?

Eine ganz hervorragende Übung für Ihre Brustmuskulatur. Sie werden von den guten Ergebnissen wirklich überrascht sein (vgl. Abb. 71–73).

Übungspraxis

Wenn Sie die oben beschriebene Übung gut beherrschen, dann dürfen Sie die Anzahl der Übungseinheiten über die nächsten zehn Tage auf zwanzig steigern.

ÜBUNGEN FÜR DEN RICHTIGEN START

Die ersten zehn Tage:

Progressive Phase →	20 Wiederholungen pro Tag

Nach zehn Tagen:

Dauerregenerationsphase →	10 Wiederholungen pro Tag

In der Dauerregenerationsphase sind nur noch zehn Einheiten pro Übung am Tag notwendig. Hat man das gewünschte Ergebnis erreicht, so läßt sich das Self-Lifting-Programm für Dekolleté und Busen auf drei Tage pro Woche beschränken. Mit dieser Übungsintensität erreichen Sie eine kontinuierliche Langzeitwirkung.

ÜBUNGEN FÜR DEN RICHTIGEN START

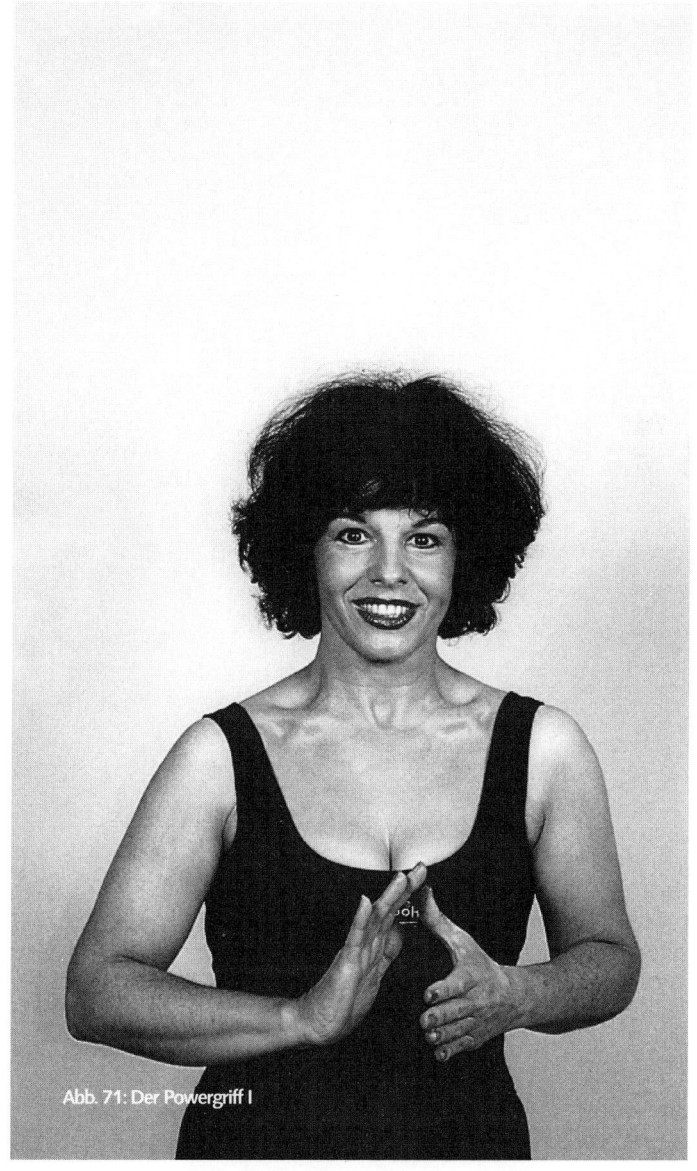

Abb. 71: Der Powergriff I

ÜBUNGEN FÜR DEN RICHTIGEN START

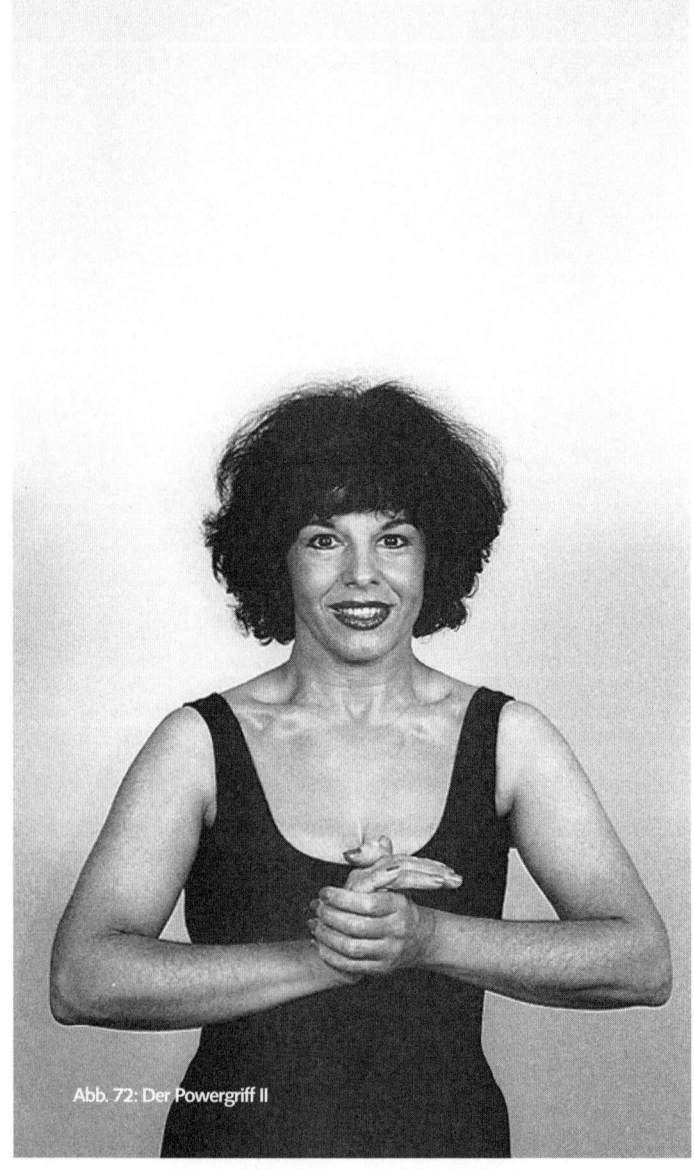

Abb. 72: Der Powergriff II

ÜBUNGEN FÜR DEN RICHTIGEN START

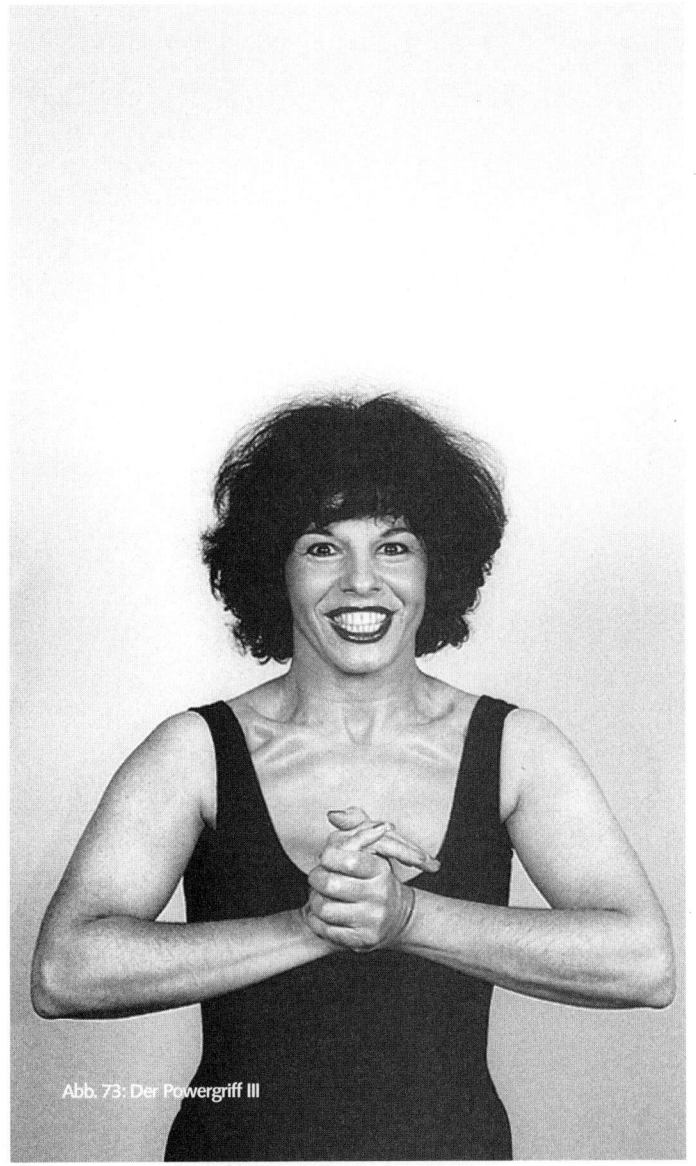

Abb. 73: Der Powergriff III

Übungen mit Aerobic-Hanteln für Fortgeschrittene

Überkopfkreuzen

A. Was ist das Ziel dieser Übung?

Diese Übung stärkt nicht nur die Brustmuskulatur, sondern erhöht auch ihre Beweglichkeit und Elastizität.

B. Wie muß die Übung ausgeführt werden?

Stellen Sie sich aufrecht hin. Die Beine sind dabei in einer leichten Grätsche. Halten Sie die Arme mit den Aerobic-Hanteln seitlich gestreckt, führen Sie sie über den Kopf, und kreuzen Sie dabei die Arme. Strecken Sie die Arme wieder in die Ausgangsposition, und kreuzen Sie sie erneut über dem Kopf.

C. Was bringt diese Übung?

Dank der Aerobic-Hanteln wirkt diese Übung nachhaltig auf Ihre Brustmuskulatur (vgl. Abb. 74–76).

Übungspraxis

Wenn Sie die oben beschriebene Übung gut beherrschen, dann dürfen Sie die Anzahl der Übungseinheiten über die nächsten zehn Tage auf zwanzig steigern.

Die ersten zehn Tage:

Progressive Phase	→	20 Wiederholungen pro Tag

Nach zehn Tagen:

Dauerregenerationsphase	→	10 Wiederholungen pro Tag

In der Dauerregenerationsphase sind nur noch zehn Einheiten pro Übung am Tag notwendig. Hat man das gewünschte Ergebnis erreicht, so läßt sich das Self-Lifting-Programm für Dekolleté und Busen auf drei Tage pro Woche beschränken. Mit dieser Übungsintensität erreichen Sie eine kontinuierliche Langzeitwirkung.

ÜBUNGEN MIT AEROBIC-HANTELN

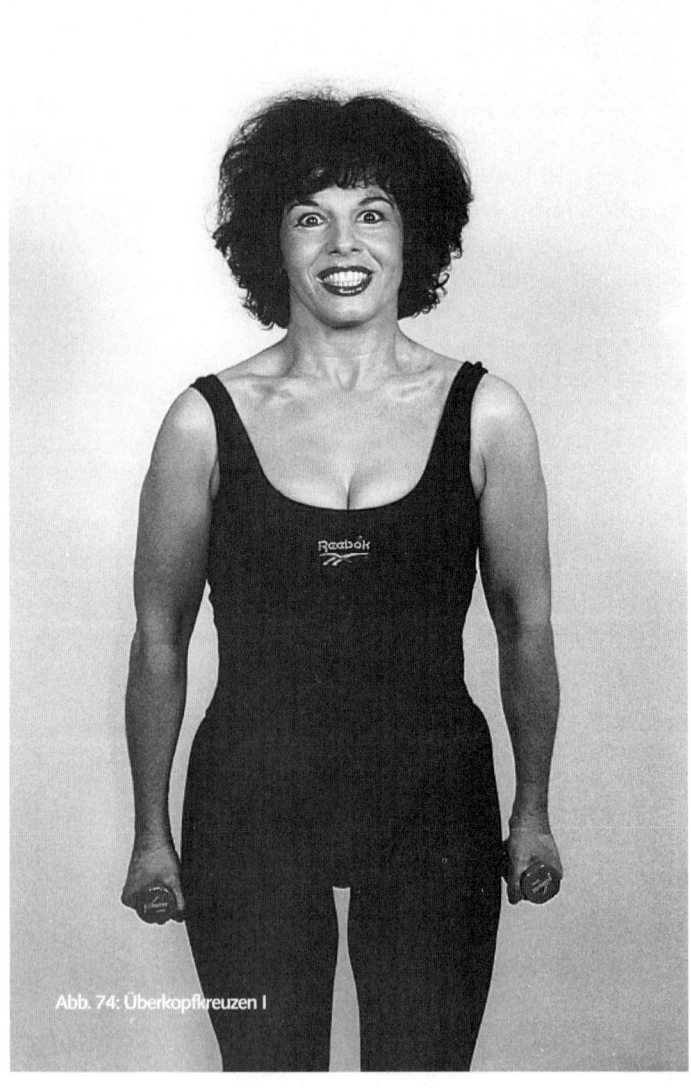

Abb. 74: Überkopfkreuzen I

ÜBUNGEN MIT AEROBIC-HANTELN

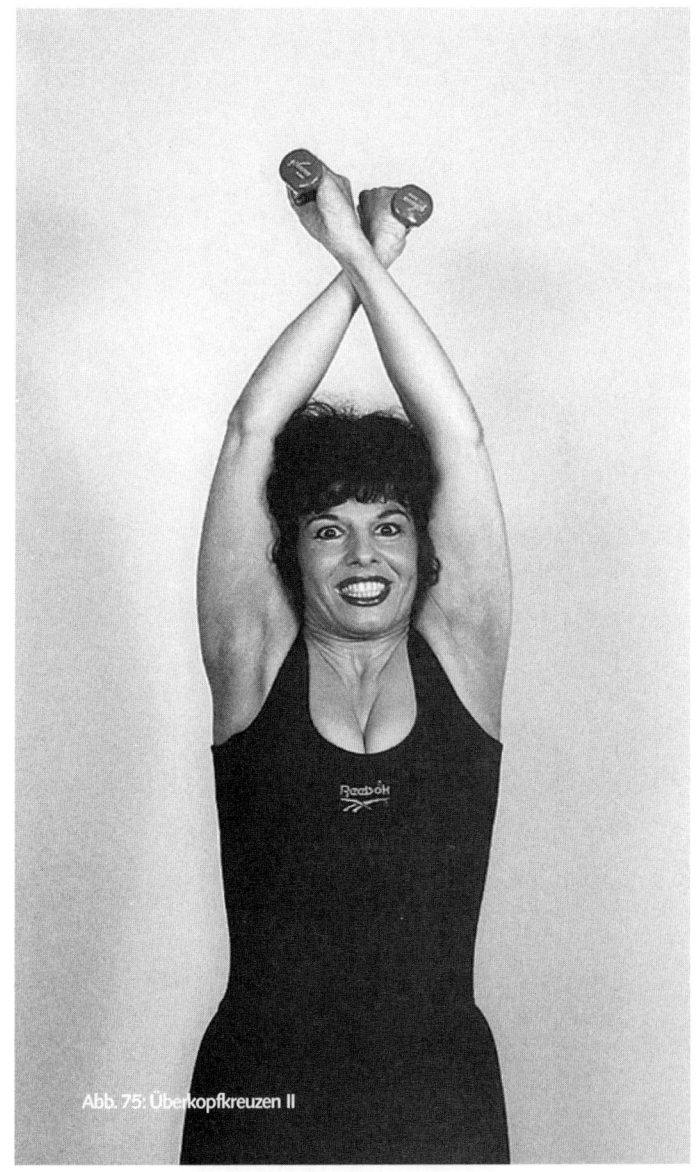

Abb. 75: Überkopfkreuzen II

ÜBUNGEN MIT AEROBIC-HANTELN

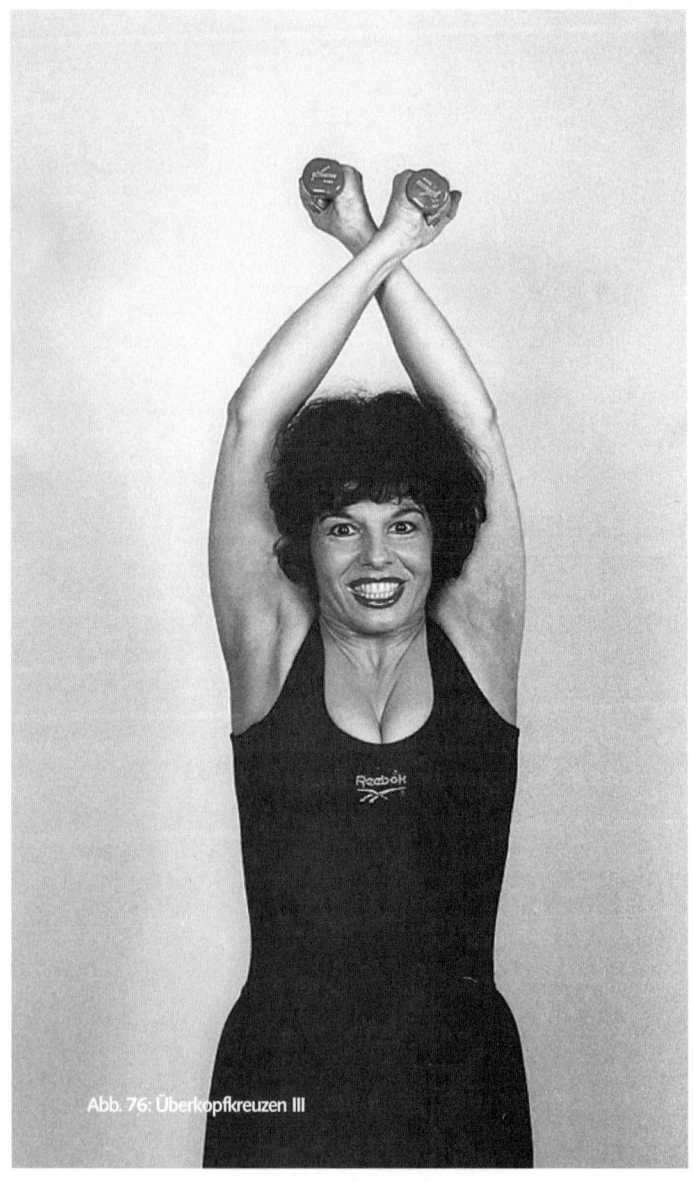

Abb. 76: Überkopfkreuzen III

Das Brustkreuz

A. Was ist das Ziel dieser Übung?

Diese Übung verleiht Ihrem großen und kleinen Brustmuskel noch mehr Power.

B. Wie muß die Übung ausgeführt werden?

Stellen Sie sich aufrecht hin. Die Beine sind dabei in einer leichten Grätsche. Strecken Sie die Arme mit den Hanteln nach vorne. Kreuzen Sie die gestreckten Arme abwechselnd.

C. Was bringt diese Übung?

Eine weitere hervorragende Übung zur Stärkung Ihrer Brustmuskulatur (vgl. Abb. 77–79).

Übungspraxis

Wenn Sie die oben beschriebene Übung gut beherrschen, dann dürfen Sie die Anzahl der Übungseinheiten über die nächsten zehn Tage auf zwanzig steigern.

Die ersten zehn Tage:

Progressive Phase	→	20 Wiederholungen pro Tag

ÜBUNGEN MIT AEROBIC-HANTELN

Nach zehn Tagen:

Dauerregenerationsphase →	10 Wiederholungen pro Tag

In der Dauerregenerationsphase sind nur noch zehn Einheiten pro Übung am Tag notwendig. Hat man das gewünschte Ergebnis erreicht, so läßt sich das Self-Lifting-Programm für Dekolleté und Busen auf drei Tage pro Woche beschränken. Mit dieser Übungsintensität erreichen Sie eine kontinuierliche Langzeitwirkung.

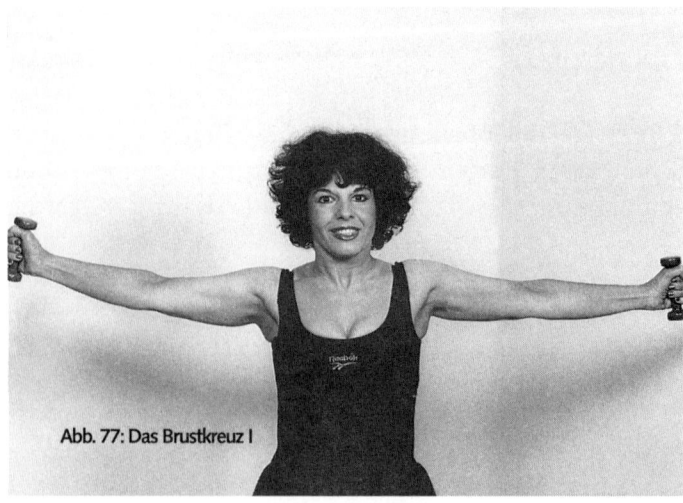

Abb. 77: Das Brustkreuz I

ÜBUNGEN MIT AEROBIC-HANTELN

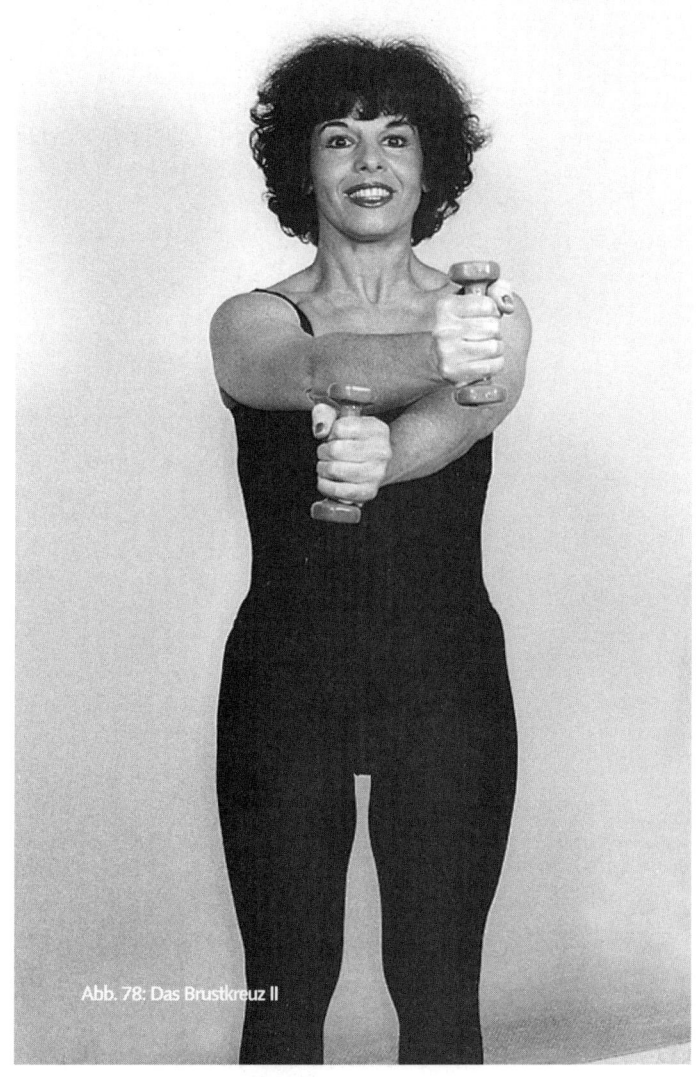

Abb. 78: Das Brustkreuz II

ÜBUNGEN MIT AEROBIC-HANTELN

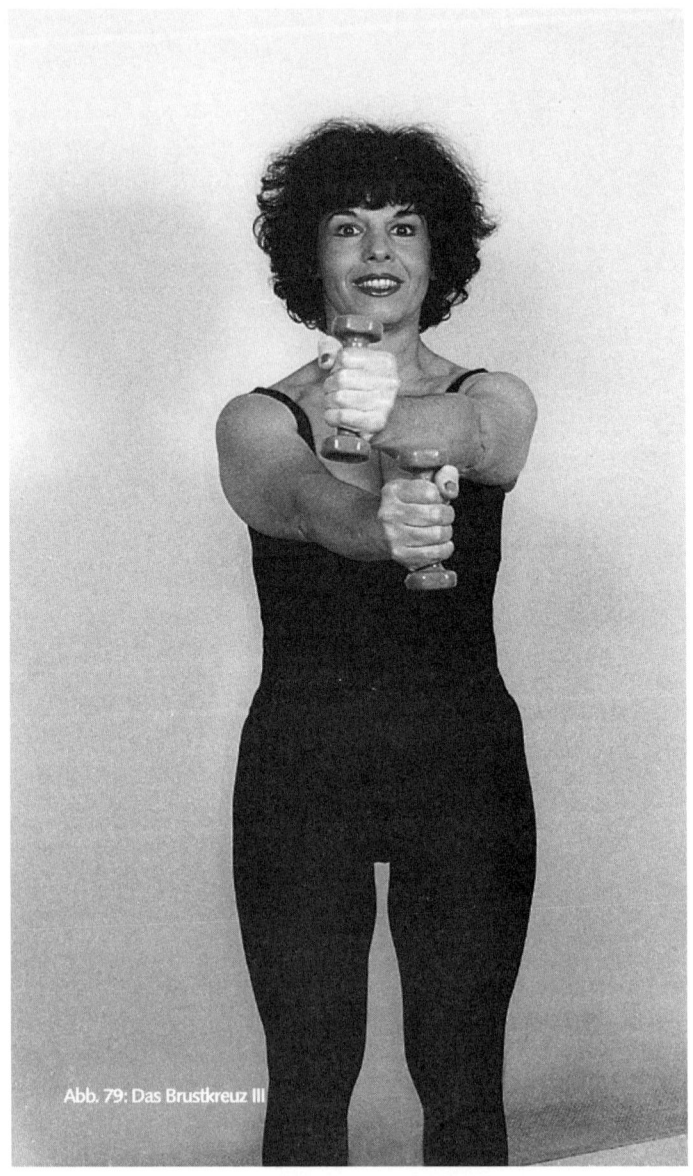

Abb. 79: Das Brustkreuz III

Das Signal

A. Was ist das Ziel dieser Übung?

Diese Übung stärkt wechselseitig den linken und den rechten großen Brustmuskel.

B. Wie muß die Übung ausgeführt werden?

Stellen Sie sich aufrecht hin, und grätschen Sie leicht die Beine. Die Arme mit den Aerobic-Hanteln sind zunächst locker am Körper. Beginnen Sie zuerst den rechten Arm ganz nach oben zu strecken, während der linke Arm unten bleibt. Abwechselnd strecken Sie dann den linken Arm ganz nach oben, wobei der rechte Arm unten bleibt.

C. Was bringt diese Übung?

Bei dieser Übung zum Training der Brustmuskeln können Sie sich dank der Aerobic-Hanteln sehr gut auf den rechten und den linken großen Brustmuskel konzentrieren, wobei Sie schon bald die Entwicklung dieser beiden großen Muskeln spüren (vgl. Abb. 80–82).

Übungspraxis

Wenn Sie die oben beschriebene Übung gut beherrschen, dann dürfen Sie die Anzahl der Übungseinheiten über die nächsten zehn Tage auf zwanzig steigern.

ÜBUNGEN MIT AEROBIC-HANTELN

Die ersten zehn Tage:

Progressive Phase	→	20 Wiederholungen pro Tag

Nach zehn Tagen:

Dauerregenerationsphase	→	10 Wiederholungen pro Tag

In der Dauerregenerationsphase sind nur noch zehn Einheiten pro Übung am Tag notwendig. Hat man das gewünschte Ergebnis erreicht, so läßt sich das Self-Lifting-Programm für Dekolleté und Busen auf drei Tage pro Woche beschränken. Mit dieser Übungsintensität erreichen Sie eine kontinuierliche Langzeitwirkung.

ÜBUNGEN MIT AEROBIC-HANTELN

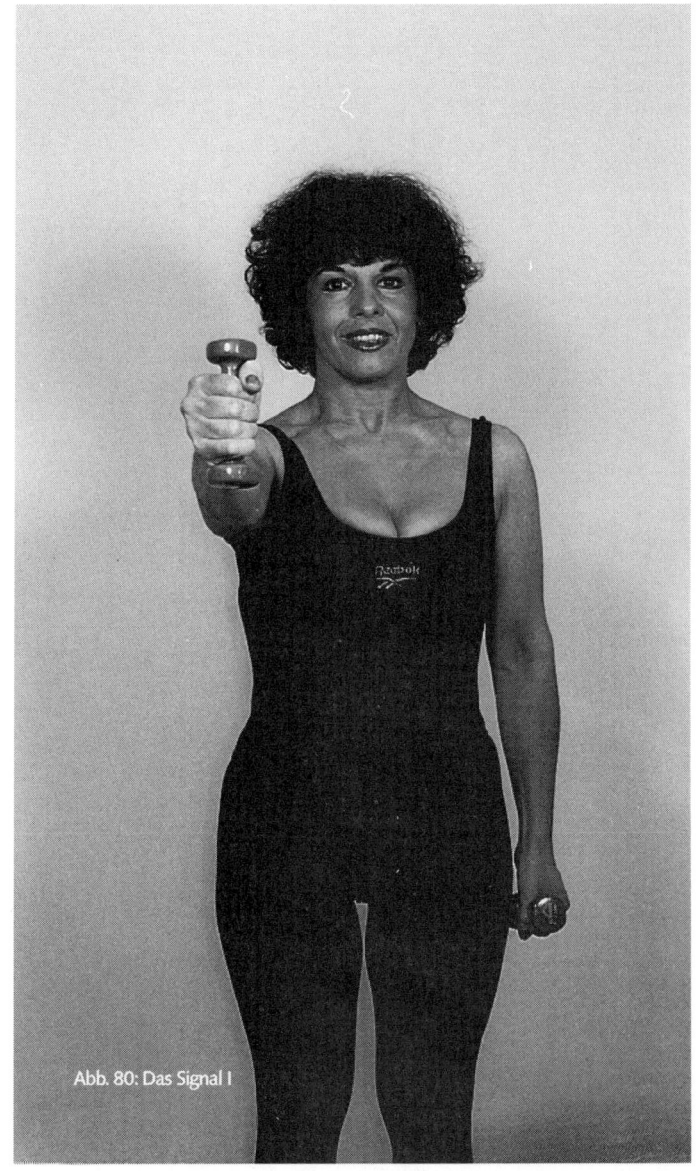

Abb. 80: Das Signal I

ÜBUNGEN MIT AEROBIC-HANTELN

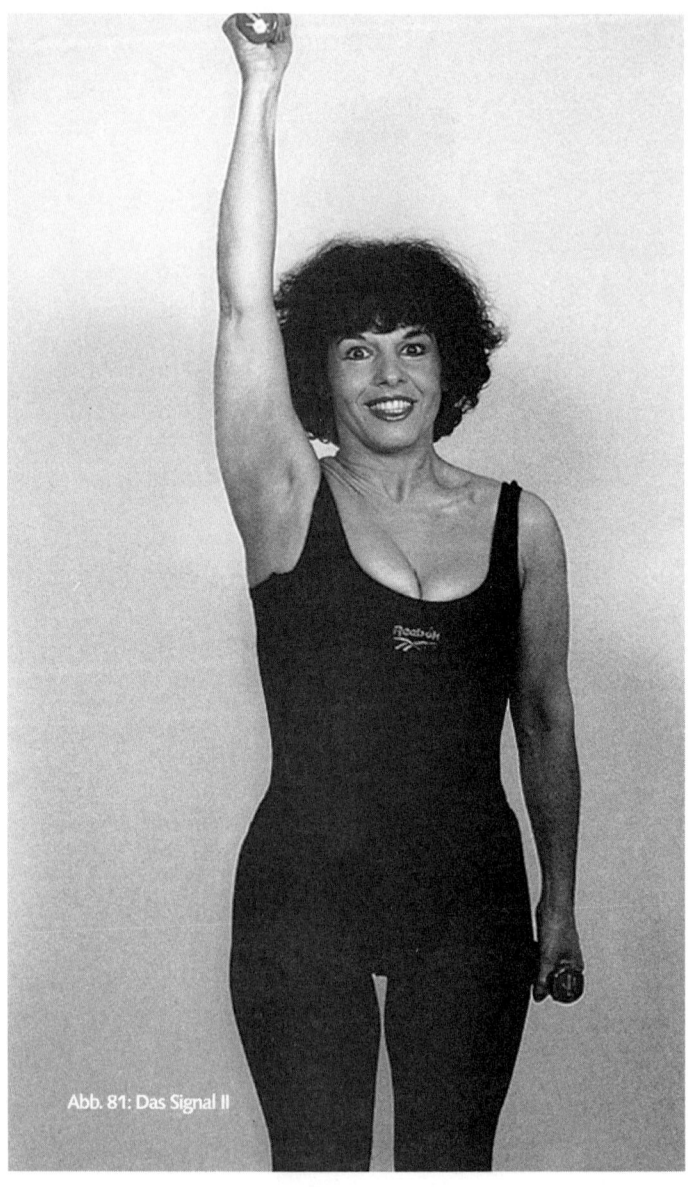

Abb. 81: Das Signal II

ÜBUNGEN MIT AEROBIC-HANTELN

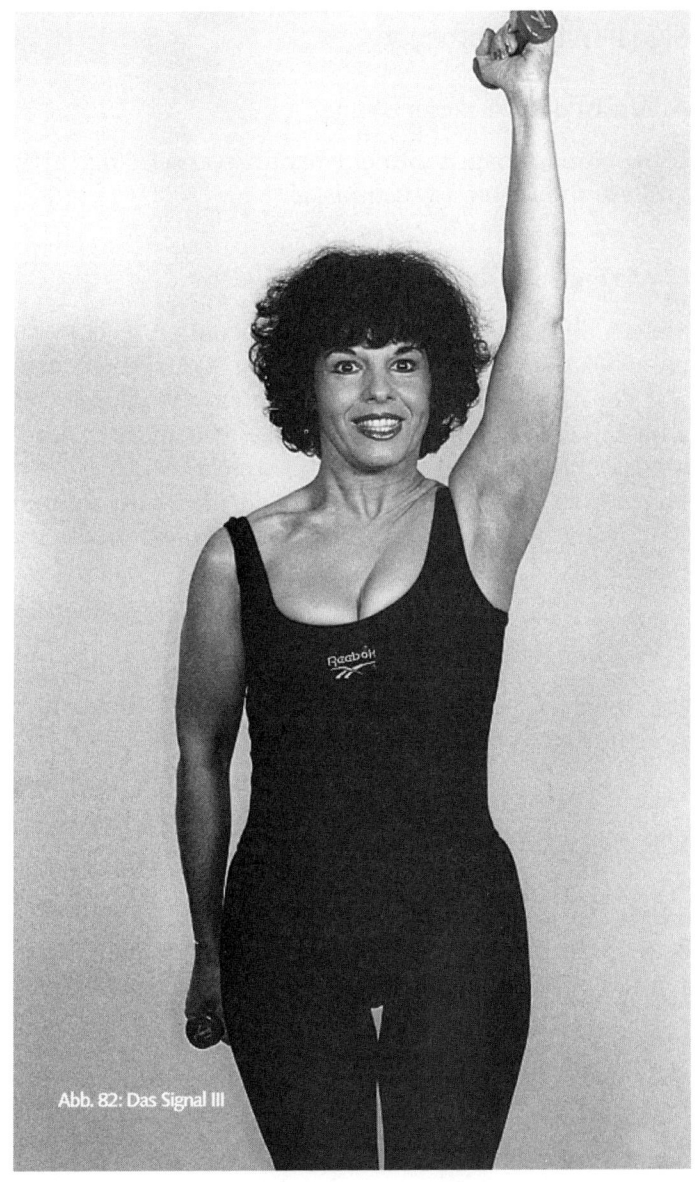

Abb. 82: Das Signal III

Signal mit Rumpfbeuge

A. Was ist das Ziel dieser Übung?

Diese Übung spannt und entspannt wechselseitig Ihren großen und kleinen Brustmuskel.

B. Wie muß die Übung ausgeführt werden?

Stellen Sie sich aufrecht hin. Die Beine sind dabei in einer leichten Grätsche. Strecken Sie den rechten Arm mit der Aerobic-Hantel und gebeugtem Oberkörper bis zum linken Fuß, während der linke Arm mit der Aerobic-Hantel gerade nach oben gestreckt ist. Wechseln Sie nun ab und strecken den linken Arm zum rechten Fuß, während der linke Arm gerade nach oben gestreckt ist.

C. Was bringt diese Übung?

Ein weiterer wertvoller Baustein zur Entwicklung Ihrer Brustmuskulatur (vgl. Abb. 83–85).

Übungspraxis

Wenn Sie die oben beschriebene Übung gut beherrschen, dann dürfen Sie die Anzahl der Übungseinheiten über die nächsten zehn Tage auf zwanzig steigern.

Die ersten zehn Tage:

| Progressive Phase | → | 20 Wiederholungen pro Tag |

Nach zehn Tagen:

| Dauerregenerationsphase | → | 10 Wiederholungen pro Tag |

In der Dauerregenerationsphase sind nur noch zehn Einheiten pro Übung am Tag notwendig. Hat man das gewünschte Ergebnis erreicht, so läßt sich das Self-Lifting-Programm für Dekolleté und Busen auf drei Tage pro Woche beschränken. Mit dieser Übungsintensität erreichen Sie eine kontinuierliche Langzeitwirkung.

ÜBUNGEN MIT AEROBIC-HANTELN

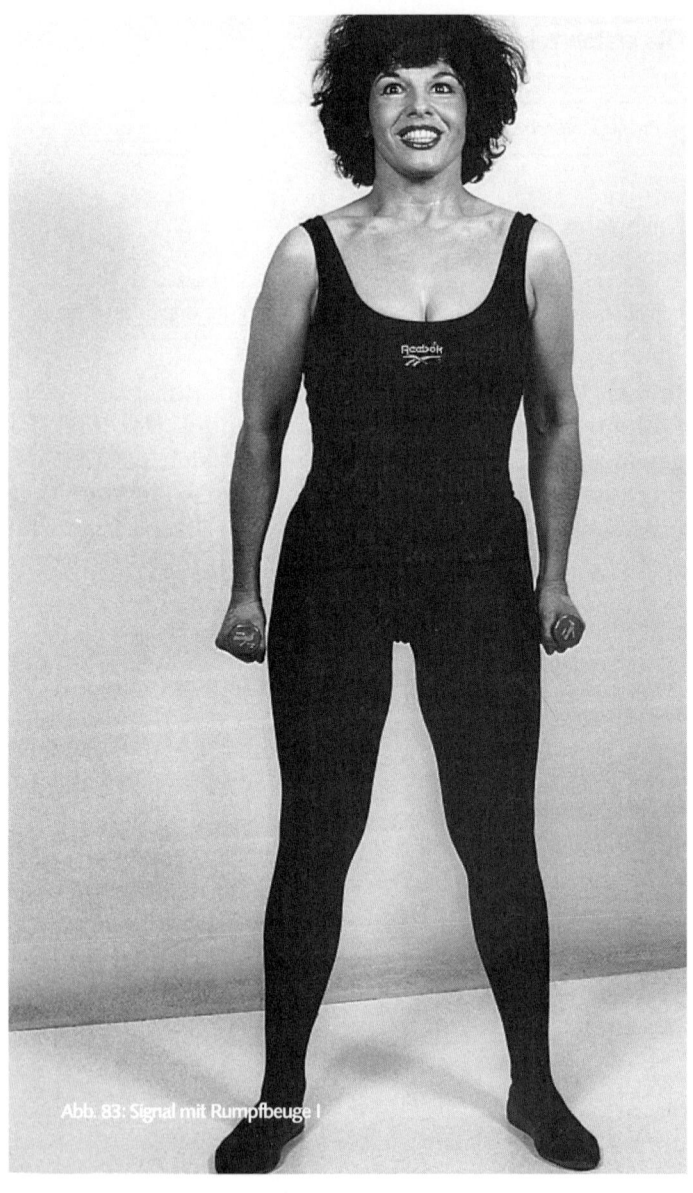

Abb. 83: Signal mit Rumpfbeuge I

ÜBUNGEN MIT AEROBIC-HANTELN

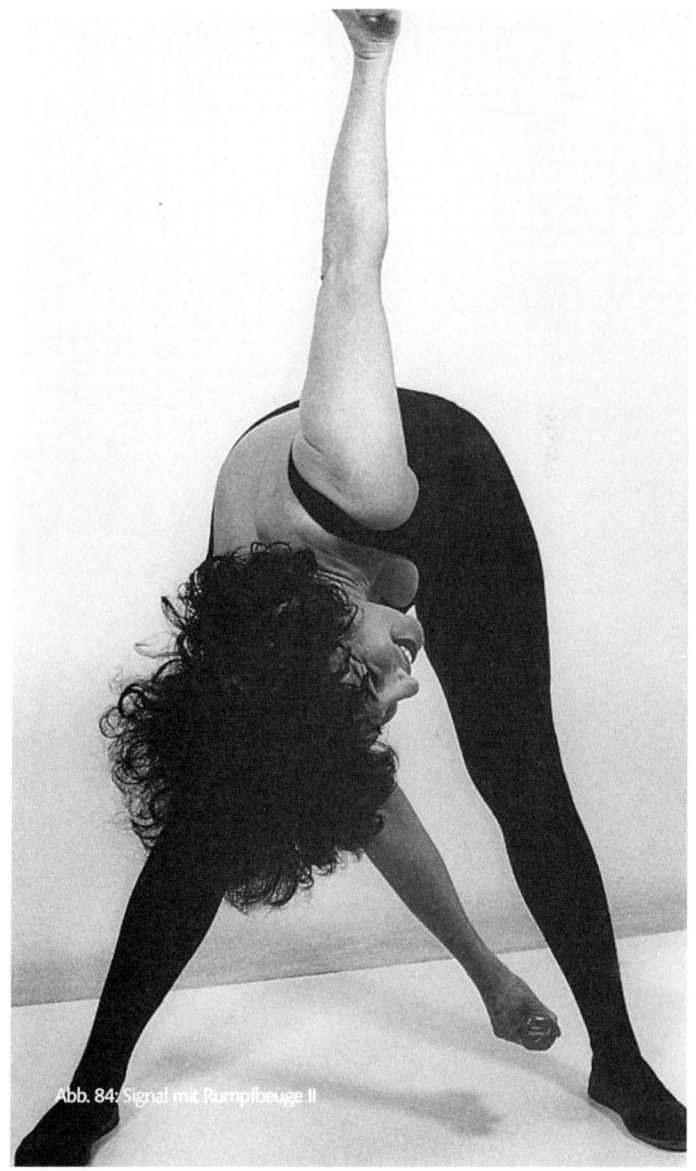
Abb. 84: Signal mit Rumpfbeuge II

ÜBUNGEN MIT AEROBIC-HANTELN

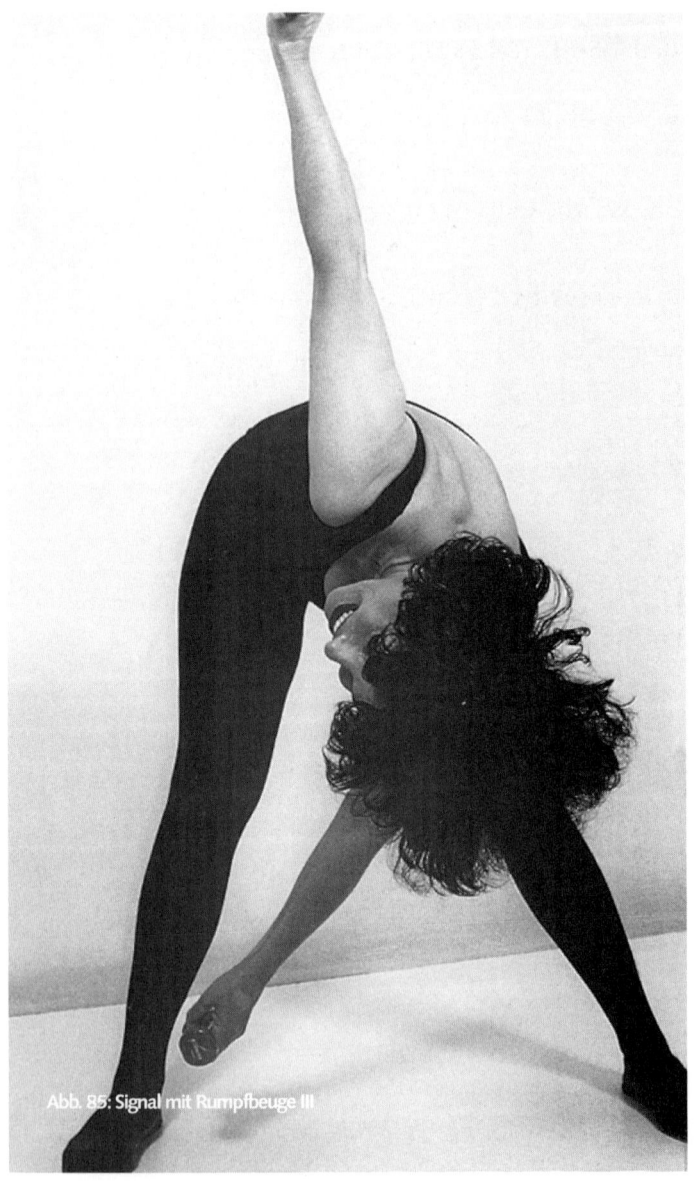

Abb. 85: Signal mit Rumpfbeuge III

Brustkreuz mit Rumpfbeuge

A. Was ist das Ziel dieser Übung?

Diese Übung verleiht Ihrem großen und kleinen Brustmuskel ebenfalls mehr Power.

B. Wie muß die Übung ausgeführt werden?

Stellen Sie sich aufrecht hin. Die Beine sind dabei in einer leichten Grätsche. Beugen Sie den Rumpf nach vorn. Strecken Sie die Arme mit den Hanteln gerade nach unten. Kreuzen Sie abwechselnd die gestreckten Arme.

C. Was bringt diese Übung?

Eine weitere gute Übung zur Stärkung Ihrer Brustmuskulatur (vgl. Abb. 86–88).

Übungspraxis

Wenn Sie die oben beschriebene Übung gut beherrschen, dann dürfen Sie die Anzahl der Übungseinheiten über die nächsten zehn Tage auf zwanzig steigern.

Die ersten zehn Tage:

Progressive Phase	→	20 Wiederholungen pro Tag

ÜBUNGEN MIT AEROBIC-HANTELN

Nach zehn Tagen:

Dauerregenerationsphase →	10 Wiederholungen pro Tag

In der Dauerregenerationsphase sind nur noch zehn Einheiten pro Übung am Tag notwendig. Hat man das gewünschte Ergebnis erreicht, so läßt sich das Self-Lifting-Programm für Dekolleté und Busen auf drei Tage pro Woche beschränken. Mit dieser Übungsintensität erreichen Sie eine kontinuierliche Langzeitwirkung.

ÜBUNGEN MIT AEROBIC-HANTELN

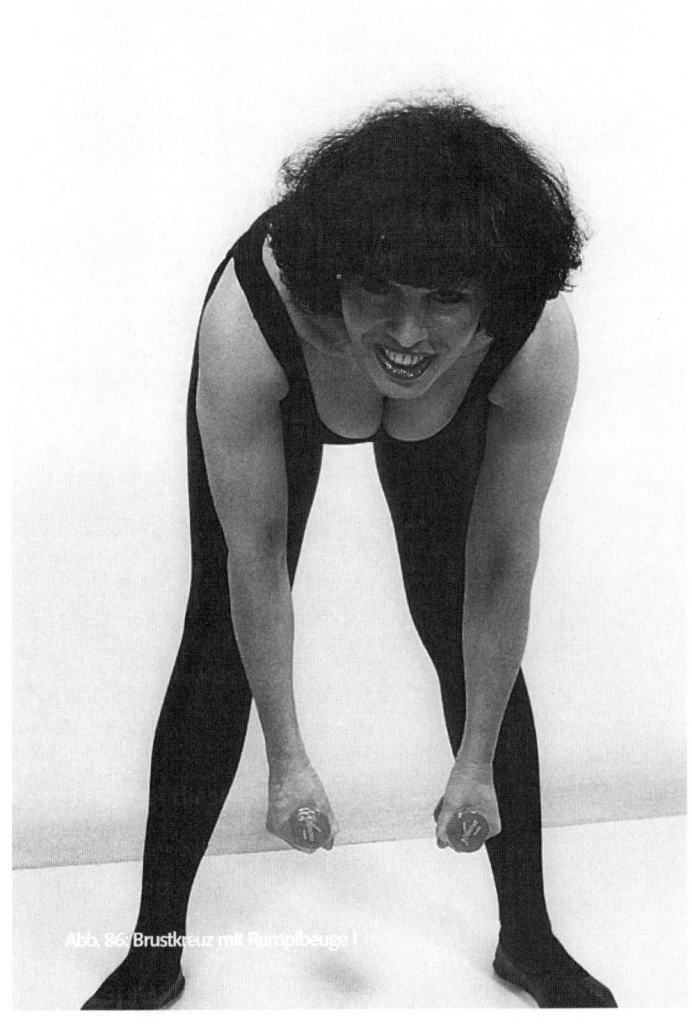

Abb. 86: Brustkreuz mit Rumpfbeuge I

ÜBUNGEN MIT AEROBIC-HANTELN

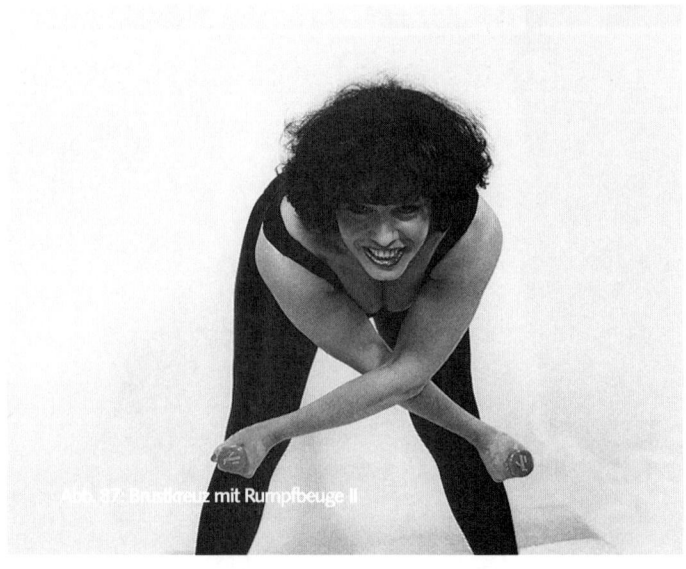

Abb. 87: Brustkreuz mit Rumpfbeuge II

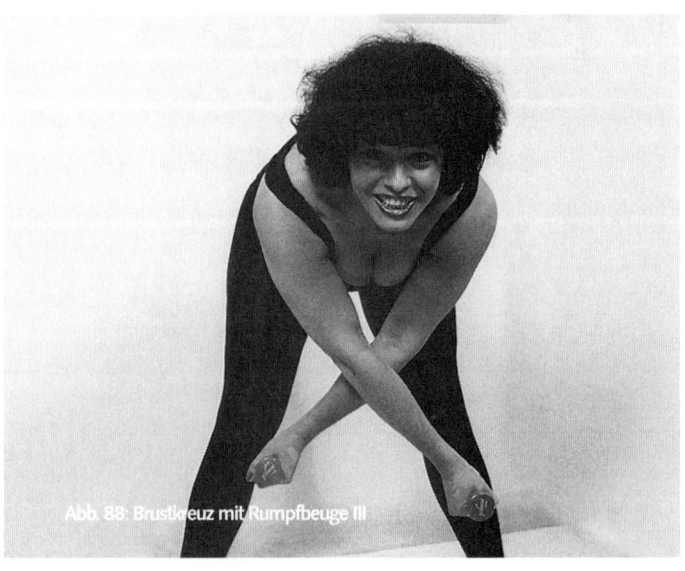

Abb. 88: Brustkreuz mit Rumpfbeuge III

Übungen mit dehnbarem Latexband für Fortgeschrittene

Die Diagonale

A. Was ist das Ziel dieser Übung?

Diese Übung stärkt wechselseitig den großen und kleinen Brustmuskel.

B. Wie muß die Übung ausgeführt werden?

Stellen Sie sich aufrecht hin. Die Beine sind dabei in einer leichten Grätsche. Die gebeugten Arme halten das doppelte Band mit Clip diagonal vor der Brust. Strecken Sie nun wechselseitig die Arme in die andere Diagonale.

C. Was bringt diese Übung?

Diese Übung zur Stärkung Ihrer Brustmuskulatur können Sie gut dosieren bis zur vollständigen Diagonale. Um muskuläre Dysbalancen zu vermeiden, sollten Sie diese wie alle anderen Übungen immer wechselseitig ausführen (vgl. Abb. 89–91).

Übungspraxis

Wenn Sie die oben beschriebene Übung gut beherrschen, dann dürfen Sie die Anzahl der Übungseinheiten über die nächsten zehn Tage auf zwanzig steigern.

ÜBUNGEN MIT DEHNBAREM LATEXBAND

Die ersten zehn Tage:

| Progressive Phase | → | 20 Wiederholungen pro Tag |

Nach zehn Tagen:

| Dauerregenerationsphase | → | 10 Wiederholungen pro Tag |

In der Dauerregenerationsphase sind nur noch zehn Einheiten pro Übung am Tag notwendig. Hat man das gewünschte Ergebnis erreicht, so läßt sich das Self-Lifting-Programm für Dekolleté und Busen auf drei Tage pro Woche beschränken. Mit dieser Übungsintensität erreichen Sie eine kontinuierliche Langzeitwirkung.

ÜBUNGEN MIT DEHNBAREM LATEXBAND

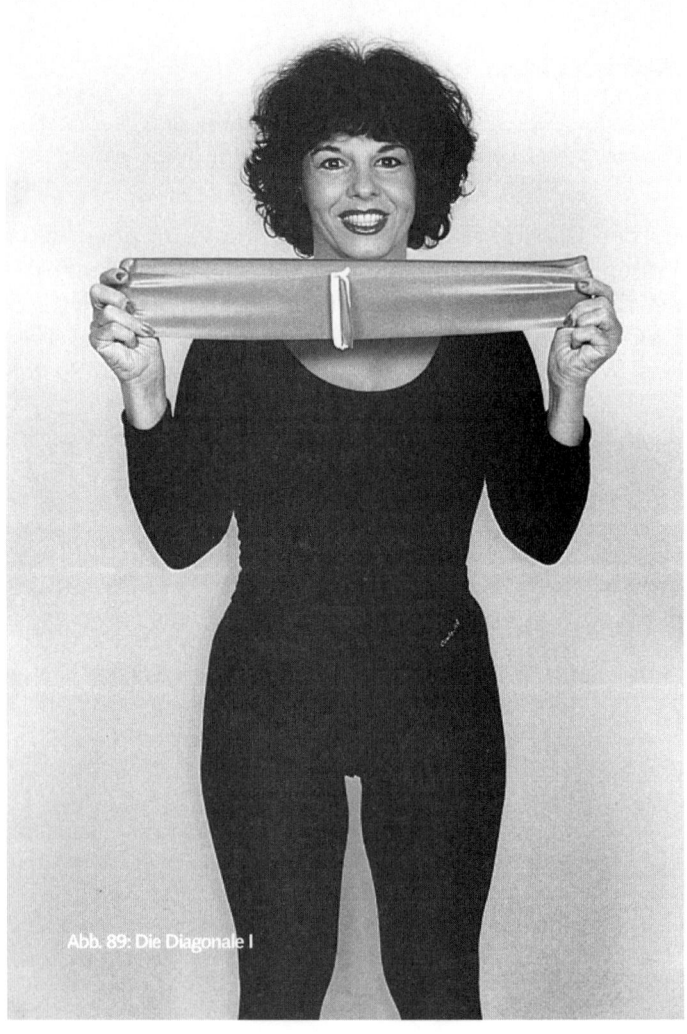

Abb. 89: Die Diagonale I

ÜBUNGEN MIT DEHNBAREM LATEXBAND

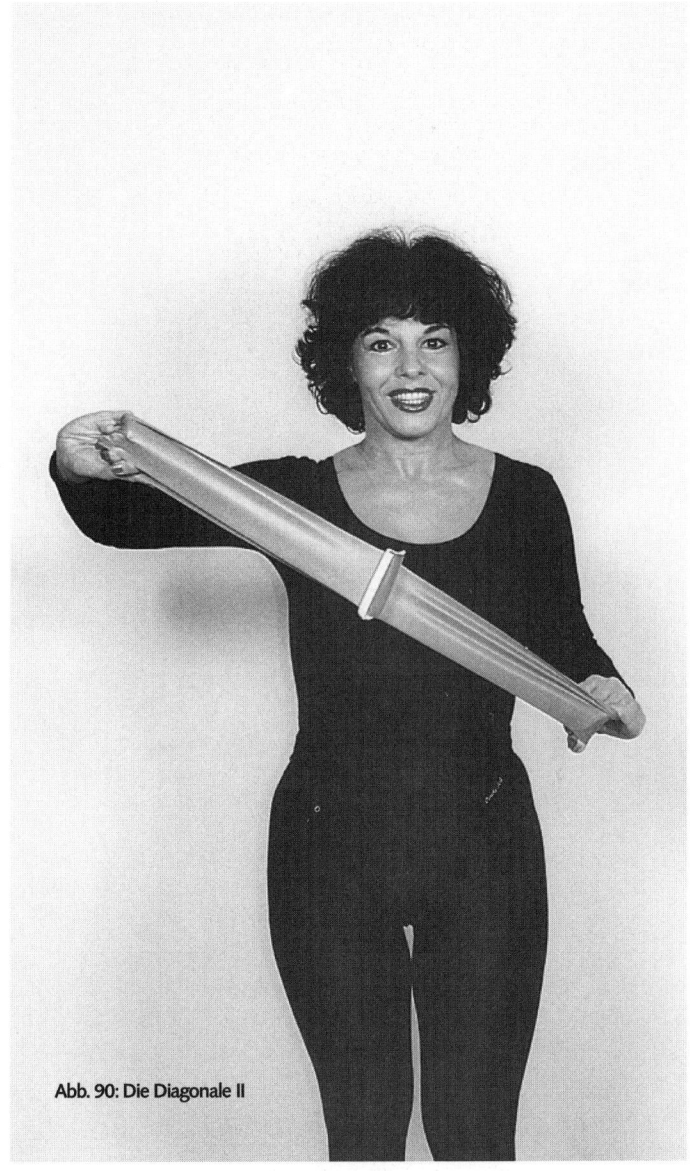

Abb. 90: Die Diagonale II

ÜBUNGEN MIT DEHNBAREM LATEXBAND

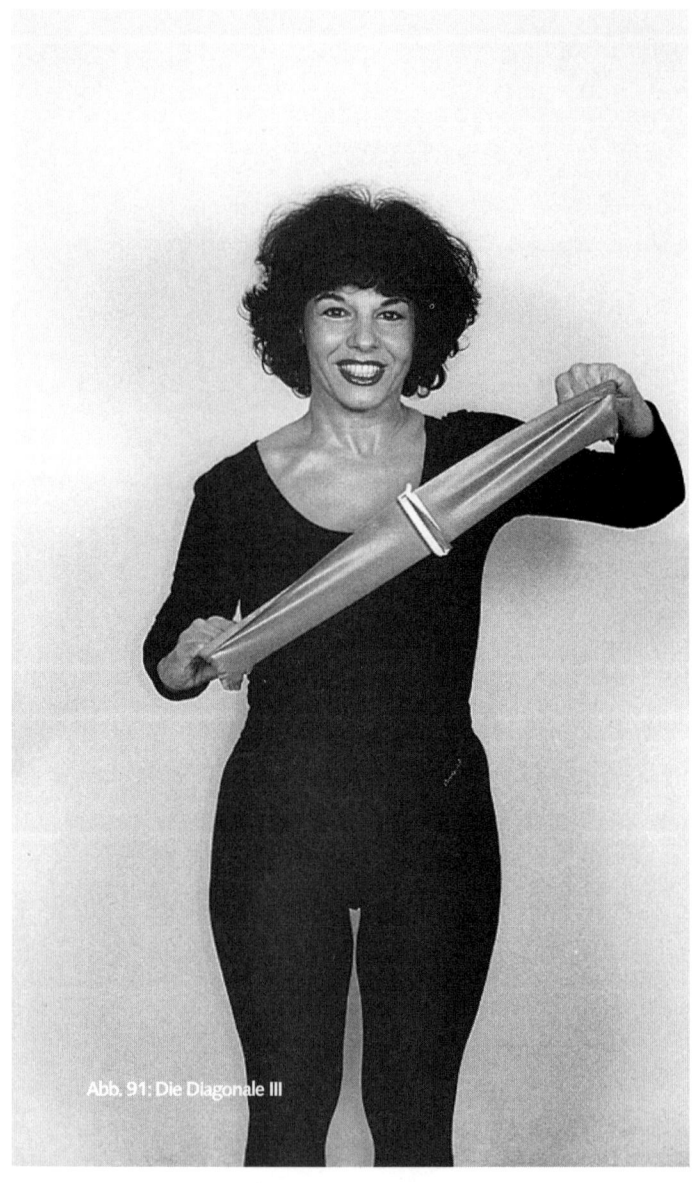

Abb. 91: Die Diagonale III

Die Armstreckung

A. Was ist das Ziel dieser Übung?

Diese Übung kräftigt sowohl Ihre Brust- als auch Ihre Schultermuskulatur.

B. Wie muß die Übung ausgeführt werden?

Stellen Sie sich aufrecht hin. Die Beine sind dabei in einer leichten Grätsche. Die gebeugten Arme halten das Band ohne Clip hinter dem Nacken unter Zugspannung. Strecken Sie nun beide Arme in die Horizontale, damit das Band parallel zu den Schultern liegt.

C. Was bringt diese Übung?

Haltung und Übung bilden eine Einheit. Achten Sie deshalb auf eine korrekte Ausgangs- und Endstellung, aber auch auf eine exakte Bewegungsausführung. So stärkt die Übung gleichzeitig Ihre Brust- und Schultermuskeln (vgl. Abb. 92-94).

Übungspraxis

Wenn Sie die oben beschriebene Übung gut beherrschen, dann dürfen Sie die Anzahl der Übungseinheiten über die nächsten zehn Tage auf zwanzig steigern.

ÜBUNGEN MIT DEHNBAREM LATEXBAND

Die ersten zehn Tage:

Progressive Phase →	20 Wiederholungen pro Tag

Nach zehn Tagen:

Dauerregenerationsphase →	10 Wiederholungen pro Tag

In der Dauerregenerationsphase sind nur noch zehn Einheiten pro Übung am Tag notwendig. Hat man das gewünschte Ergebnis erreicht, so läßt sich das Self-Lifting-Programm für Dekolleté und Busen auf drei Tage pro Woche beschränken. Mit dieser Übungsintensität erreichen Sie eine kontinuierliche Langzeitwirkung.

ÜBUNGEN MIT DEHNBAREM LATEXBAND

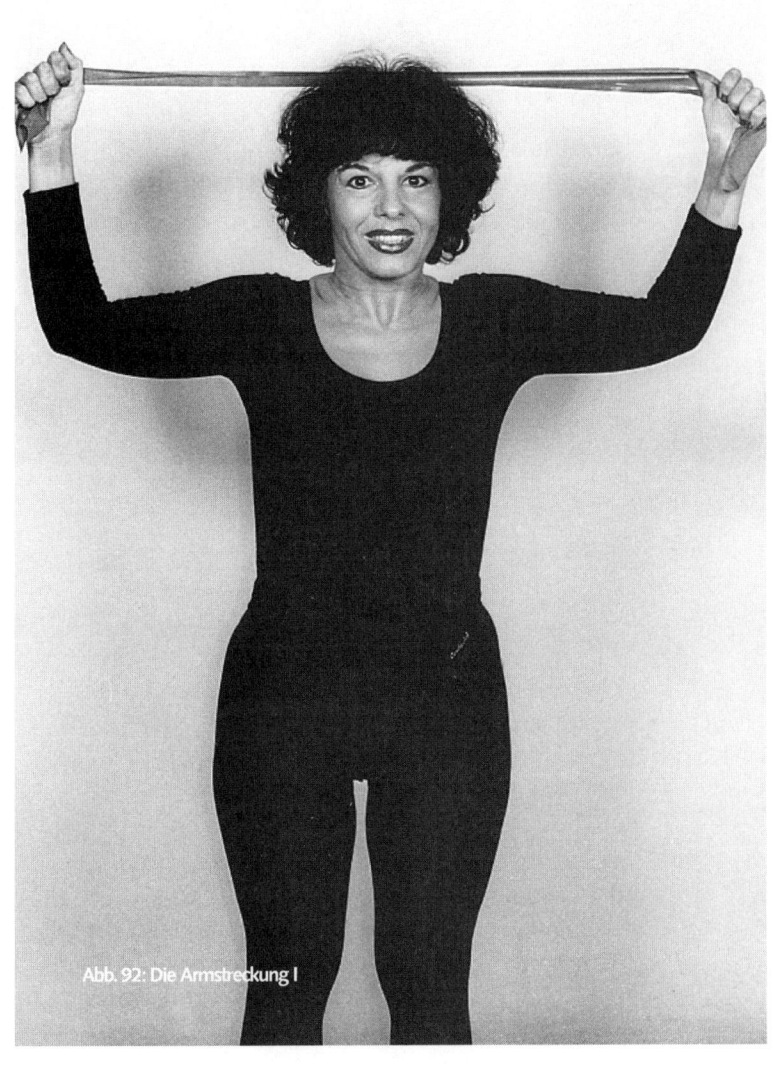

Abb. 92: Die Armstreckung I

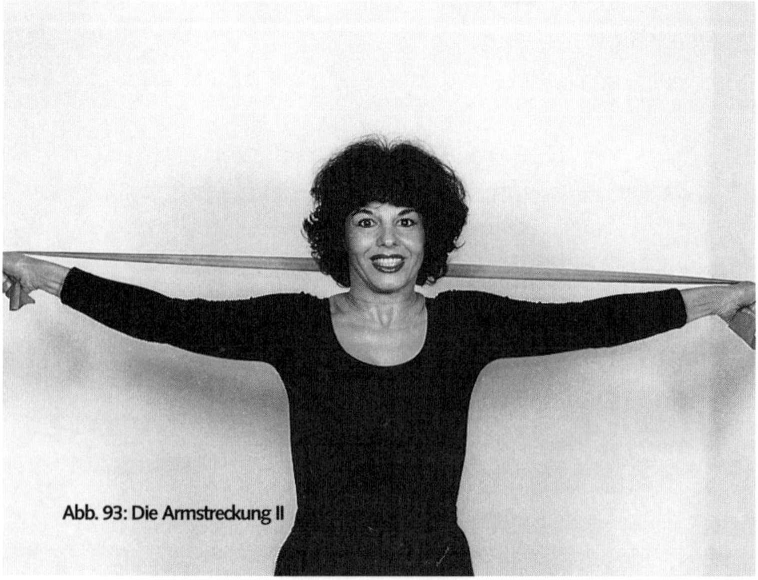

ÜBUNGEN MIT DEHNBAREM LATEXBAND

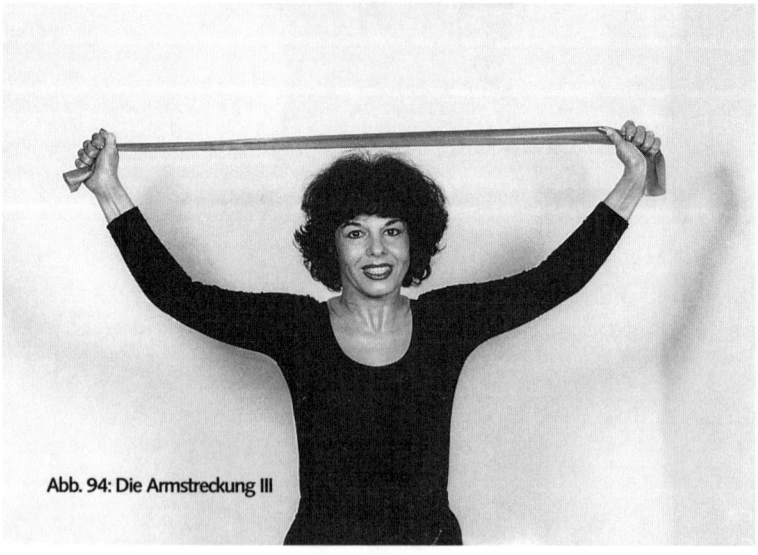

Abb. 93: Die Armstreckung II

Abb. 94: Die Armstreckung III

Armöffner I

A. Was ist das Ziel dieser Übung?

Diese Übung unterstützt sowohl Ihre Brust- als auch Ihre Armmuskulatur.

B. Wie muß die Übung ausgeführt werden?

Stellen Sie sich aufrecht hin. Die Beine sind dabei in einer leichten Grätsche. Das Band wird doppelt, mit dem Clip in beiden Händen, unter Zugspannung gehalten. Die Arme sind nach vorne gestreckt. Die Handrücken zeigen nach innen. Öffnen Sie beide Arme nach außen gegen den Bandwiderstand.

C. Was bringt diese Übung?

Diese Übung strafft Ihre Brust- und Armmuskeln nachhaltig. Achten Sie darauf, daß die Handgelenke nicht überstreckt sind, d. h. die Hand muß in direkter Verlängerung des Unterarmes gehalten werden (vgl. Abb. 95–97).

Übungspraxis

Wenn Sie die oben beschriebene Übung gut beherrschen, dann dürfen Sie die Anzahl der Übungseinheiten über die nächsten zehn Tage auf zwanzig steigern.

ÜBUNGEN MIT DEHNBAREM LATEXBAND

Die ersten zehn Tage:

Progressive Phase	→	20 Wiederholungen pro Tag

Nach zehn Tagen:

Dauerregenerationsphase	→	10 Wiederholungen pro Tag

In der Dauerregenerationsphase sind nur noch zehn Einheiten pro Übung am Tag notwendig. Hat man das gewünschte Ergebnis erreicht, so läßt sich das Self-Lifting-Programm für Dekolleté und Busen auf drei Tage pro Woche beschränken. Mit dieser Übungsintensität erreichen Sie eine kontinuierliche Langzeitwirkung.

ÜBUNGEN MIT DEHNBAREM LATEXBAND

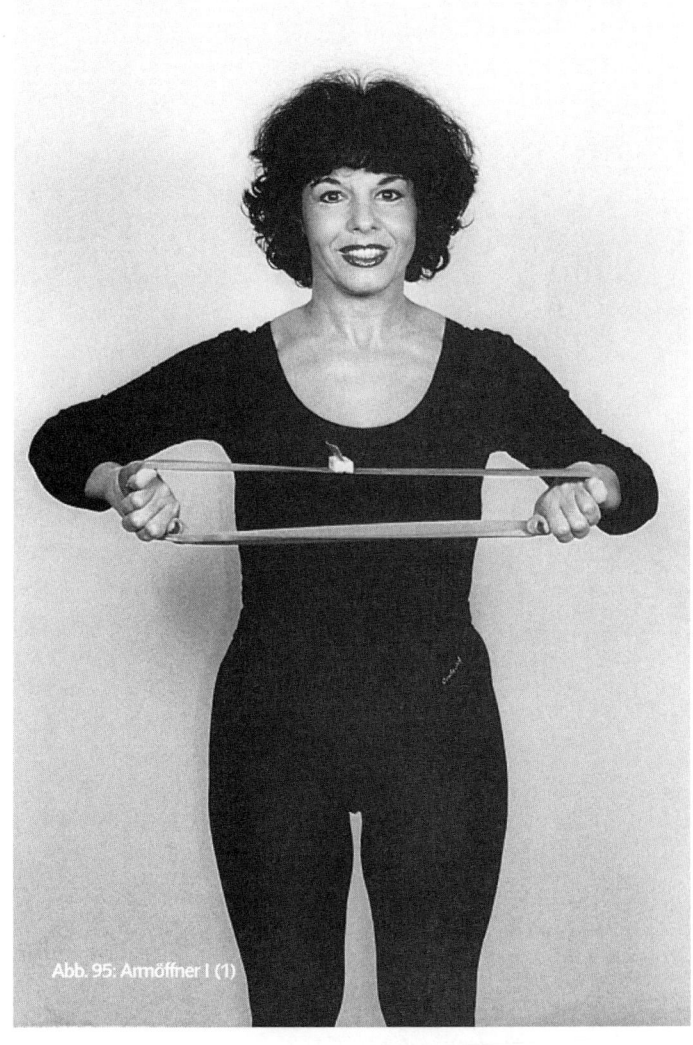

Abb. 95: Armöffner I (1)

ÜBUNGEN MIT DEHNBAREM LATEXBAND

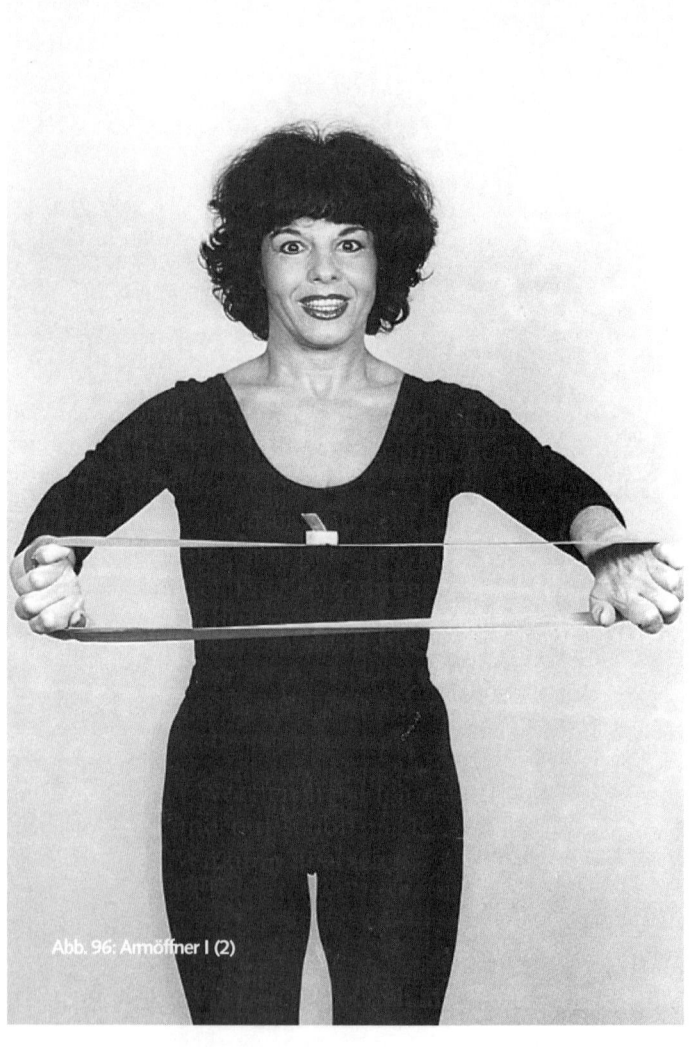

Abb. 96: Armöffner I (2)

ÜBUNGEN MIT DEHNBAREM LATEXBAND

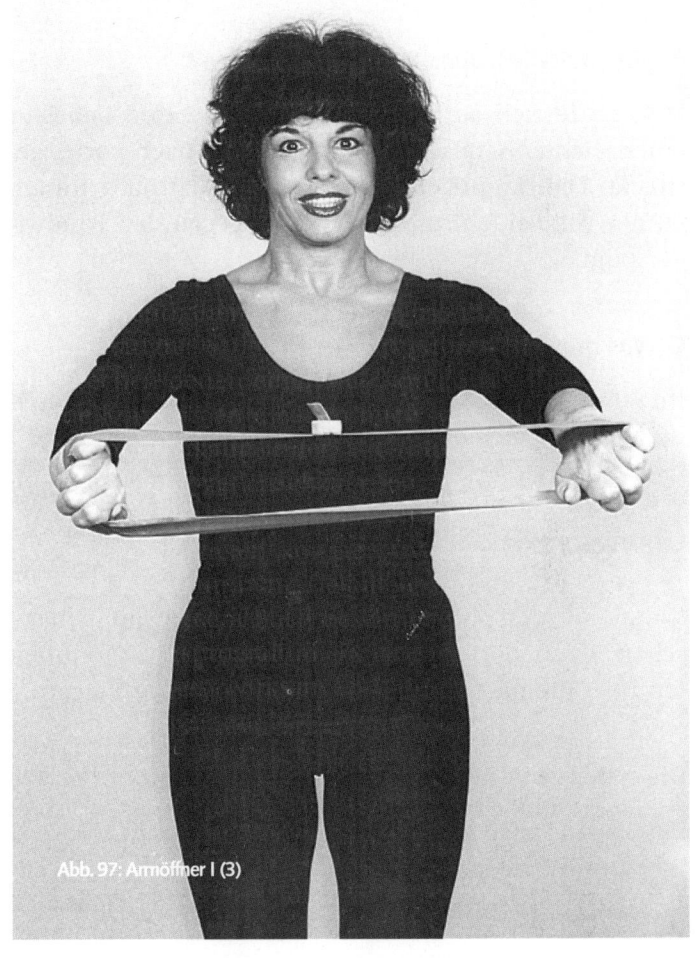

Abb. 97: Armöffner I (3)

Armöffner II

A. Was ist das Ziel dieser Übung?

Diese Übung kräftigt ebenfalls sowohl Ihre Brust- als auch Ihre Armmuskulatur.

B. Wie muß die Übung ausgeführt werden?

Stellen Sie sich aufrecht hin. Die Beine sind dabei in einer leichten Grätsche. Die Arme sind nach vorne gestreckt. Die Handflächen zeigen aber jetzt nach innen. Öffnen Sie beide Arme nach außen gegen den Bandwiderstand.

C. Was bringt diese Übung?

Ihre Brust- und Schultermuskeln werden auch durch diese Übung gleichzeitig gefördert (vgl. Abb. 98–100).

Übungspraxis

Wenn Sie die oben beschriebene Übung gut beherrschen, dann dürfen Sie die Anzahl der Übungseinheiten über die nächsten zehn Tage auf zwanzig steigern.

Die ersten zehn Tage:

Progressive Phase	→	20 Wiederholungen pro Tag

Nach zehn Tagen:

Dauerregenerationsphase →	10 Wiederholungen pro Tag

In der Dauerregenerationsphase sind nur noch zehn Einheiten pro Übung am Tag notwendig. Hat man das gewünschte Ergebnis erreicht, so läßt sich das Self-Lifting-Programm für Dekolleté und Busen auf drei Tage pro Woche beschränken. Mit dieser Übungsintensität erreichen Sie eine kontinuierliche Langzeitwirkung.

ÜBUNGEN MIT DEHNBAREM LATEXBAND

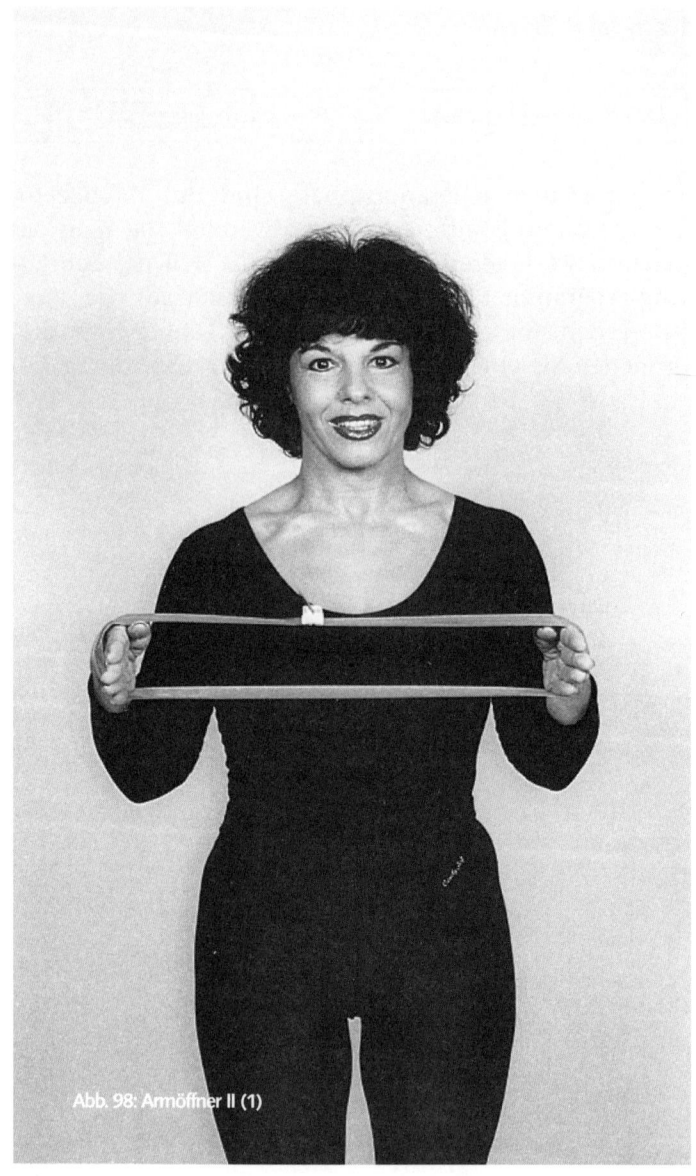

Abb. 98: Armöffner II (1)

ÜBUNGEN MIT DEHNBAREM LATEXBAND

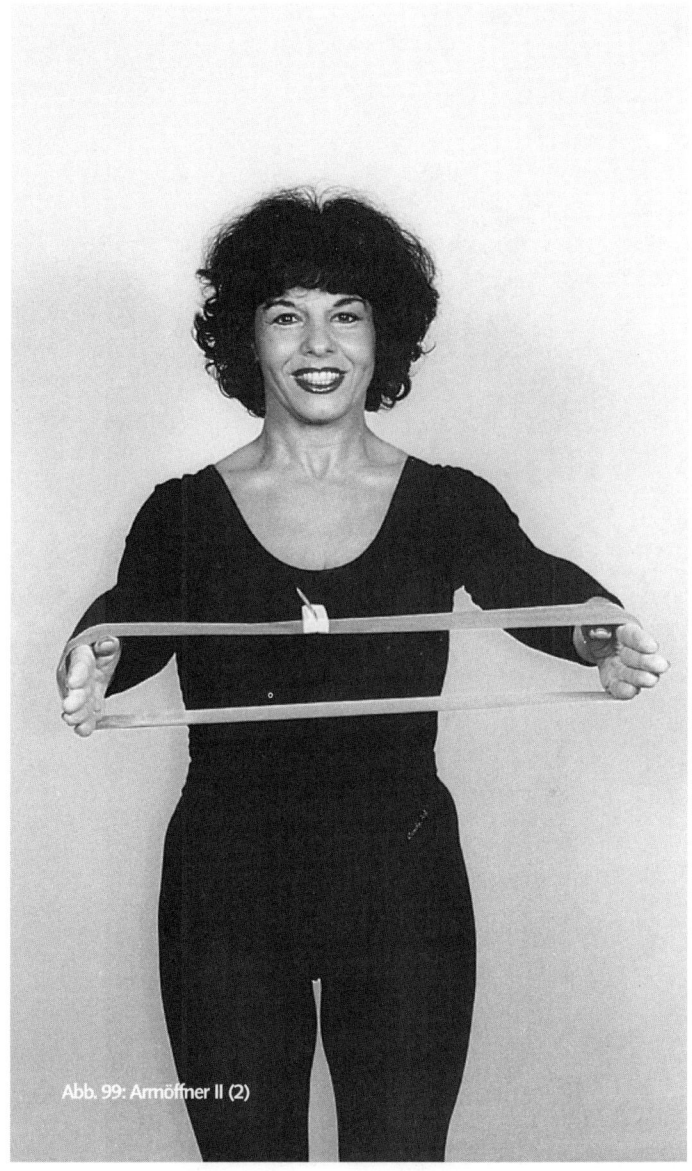

Abb. 99: Armöffner II (2)

ÜBUNGEN MIT DEHNBAREM LATEXBAND

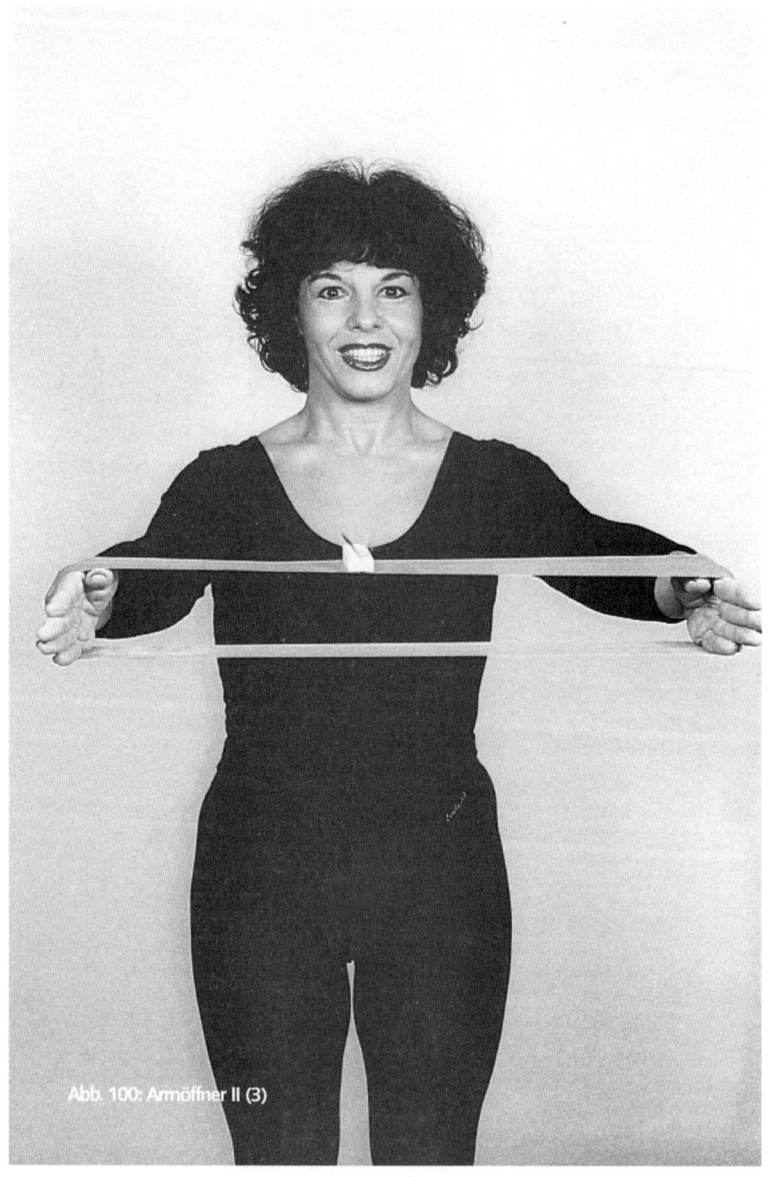

Abb. 100: Armöffner II (3)

Die Flagge

A. Was ist das Ziel dieser Übung?

Fördern Sie mit dieser Übung gezielt im Wechsel Ihren rechten und linken großen Brustmuskel.

B. Wie muß die Übung ausgeführt werden?

Stellen Sie sich aufrecht hin. Die Beine sind dabei in einer leichten Grätsche. Das Band wird doppelt, mit dem Clip in beiden Händen, unter Zugspannung gehalten. Halten Sie mit der rechten Hand das Band fest, und strecken Sie den linken Arm horizontal gerade zur Seite. Wechseln Sie ab, und halten Sie nun mit der linken Hand das Band fest, während der rechte Arm horizontal zur Seite gestreckt wird.

C. Was bringt diese Übung?

Auch diese Übung entwickelt Ihre großen Brustmuskeln. Achten Sie wieder darauf, daß die Handgelenke nicht überstreckt sind, d.h. halten Sie die Hand in direkter Verlängerung des Unterarmes (vgl. Abb. 101–103).

Übungspraxis

Wenn Sie die oben beschriebene Übung gut beherrschen, dann dürfen Sie die Anzahl der Übungseinheiten über die nächsten zehn Tage auf zwanzig steigern.

ÜBUNGEN MIT DEHNBAREM LATEXBAND

Die ersten zehn Tage:

| Progressive Phase | → | 20 Wiederholungen pro Tag |

Nach zehn Tagen:

| Dauerregenerationsphase | → | 10 Wiederholungen pro Tag |

In der Dauerregenerationsphase sind nur noch zehn Einheiten pro Übung am Tag notwendig. Hat man das gewünschte Ergebnis erreicht, so läßt sich das Self-Lifting-Programm für Dekolleté und Busen auf drei Tage pro Woche beschränken. Mit dieser Übungsintensität erreichen Sie eine kontinuierliche Langzeitwirkung.

ÜBUNGEN MIT DEHNBAREM LATEXBAND

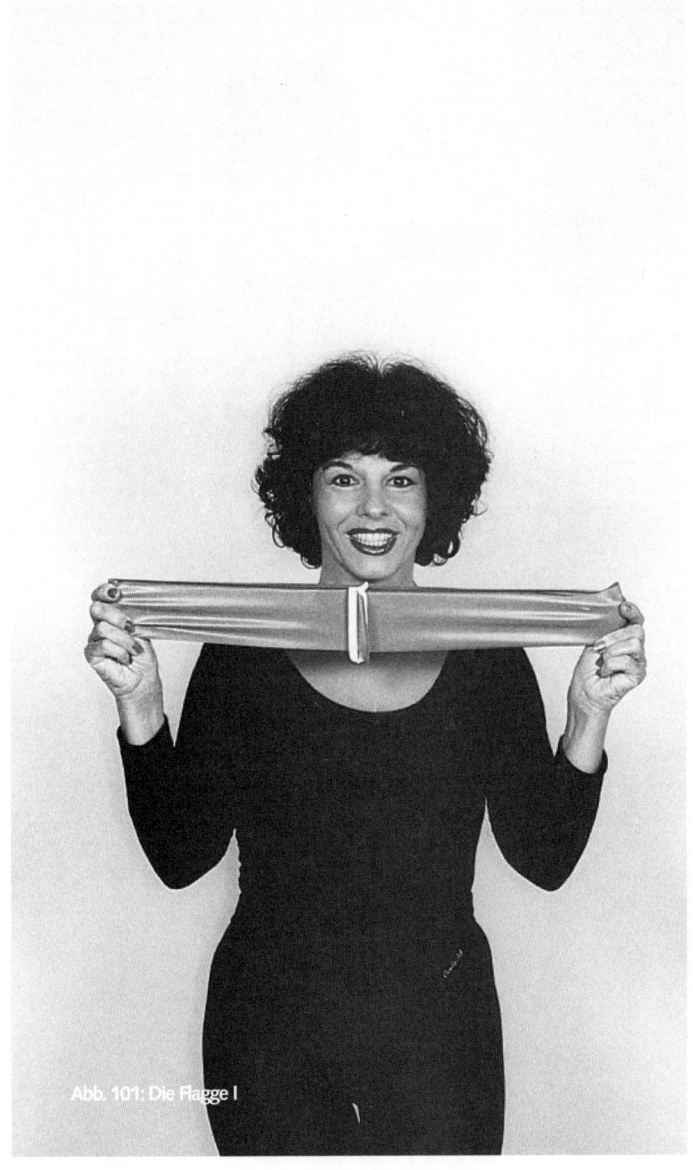

Abb. 101: Die Flagge I

ÜBUNGEN MIT DEHNBAREM LATEXBAND

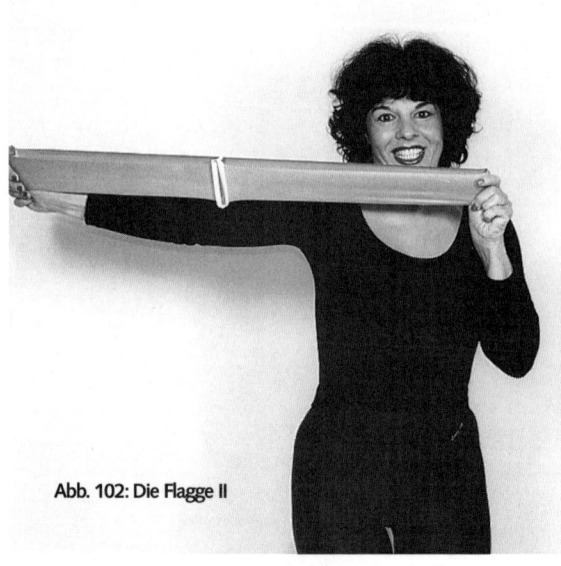

Abb. 102: Die Flagge II

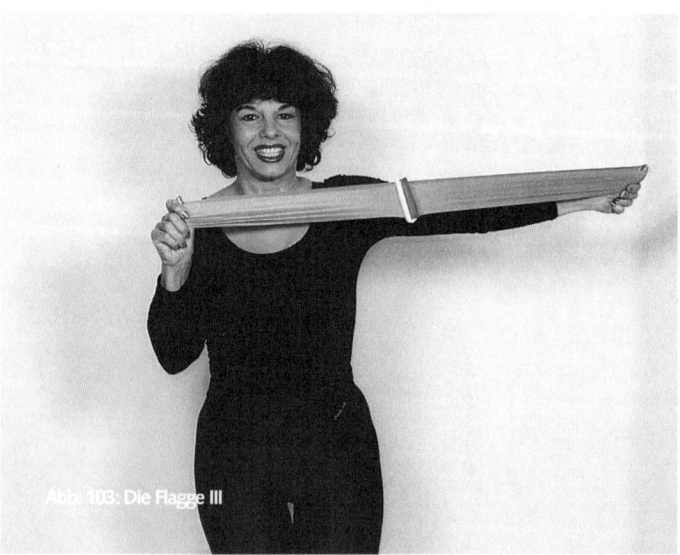

Abb. 103: Die Flagge III

Die Fledermaus

A. Was ist das Ziel dieser Übung?

Mit dieser Übung kräftigen Sie wieder sowohl Ihre Brust- als auch Ihre Armmuskulatur.

B. Wie muß die Übung ausgeführt werden?

Stellen Sie sich aufrecht hin. Die Beine sind dabei in einer leichten Grätsche. Das Band wird unter beiden Füßen und mit beiden Händen neben dem Körper gehalten. Die Arme sind gestreckt. Heben Sie gleichzeitig die gestreckten Arme in die horizontale Seitenhaltung. Vermeiden Sie dabei einen ungleichmäßigen Zug der Arme in die Seitenhaltung.

C. Was bringt diese Übung?

Ihre Brust- und Armmuskeln werden auch durch diese Übung gleichzeitig gefördert, und damit erreichen Sie einen weiteren Baustein im Übungsprogramm für eine perfekte Brust (vgl. Abb. 104-105).

Übungspraxis

Wenn Sie die oben beschriebene Übung gut beherrschen, dann dürfen Sie die Anzahl der Übungseinheiten über die nächsten zehn Tage auf zwanzig steigern.

Die ersten zehn Tage:

Progressive Phase	→	20 Wiederholungen pro Tag

Nach zehn Tagen:

Dauerregenerationsphase	→	10 Wiederholungen pro Tag

In der Dauerregenerationsphase sind nur noch zehn Einheiten pro Übung am Tag notwendig. Hat man das gewünschte Ergebnis erreicht, so läßt sich das Self-Lifting-Programm für Dekolleté und Busen auf drei Tage pro Woche beschränken. Mit dieser Übungsintensität erreichen Sie eine kontinuierliche Langzeitwirkung.

ÜBUNGEN MIT DEHNBAREM LATEXBAND

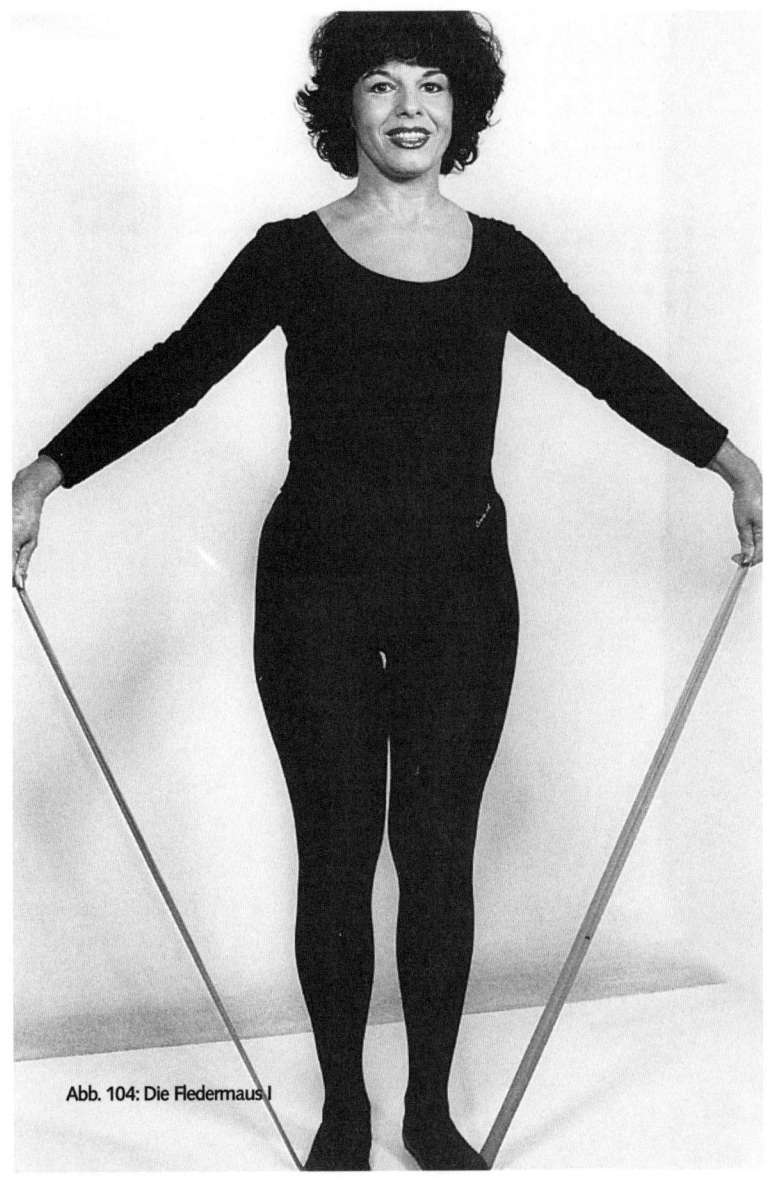

Abb. 104: Die Fledermaus I

ÜBUNGEN MIT DEHNBAREM LATEXBAND

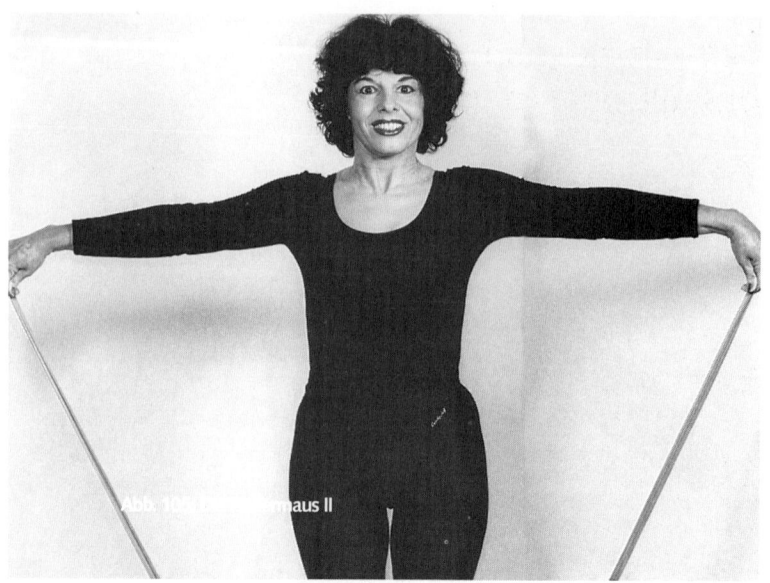

Abb. 105 Die Fledermaus II

Self-Lifting – ein System, das alle begeistert

Liebe Leserinnen, Sie kennen vielleicht auch das erfolgreiche Self-Lifting-Übungsprogramm für das Gesicht. Daß dieses Programm vielen anderen Methoden der Schönheitserhaltung überlegen ist, beweist seine augenfällige Wirkung. Es überzeugt sogar Fachleute, die bislang lieber das Skalpell zur Korrektur von Makeln eingesetzt haben. Ich bin sehr glücklich, daß inzwischen auch zahlreiche Chirurgen meine Methode voll unterstützen.
Unzählige begeisterte Zuschriften bestätigen mir täglich den Erfolg meines Self-Lifting-Programms. Die nachfolgenden Ausschnitte aus Briefen stellen das eindrücklich unter Beweis. Hier die Erfahrungen von Leserinnen, die das Self-Lifting-Programm fürs Gesicht ausprobiert haben.

Frau Dr. B.:

»Mit Begeisterung habe ich über das Self-Lifting-Programm von Camille Volaire gelesen und die Übungen in mein Tagesprogramm aufgenommen. Ich selbst bin 36 Jahre alt und werde als Ärztin (Kardiologin) auch in Zukunft beruflich stark beansprucht sein.«

SELF-LIFTING – EIN SYSTEM, DAS ALLE BEGEISTERT

Frau G.:

»Ich habe leider nur das Ende Ihres Fernsehauftrittes gesehen. Eine Übung hatte ich mir aber gemerkt und führe sie seitdem täglich aus. Von dem Erfolg bin ich begeistert. Ich bin 50 Jahre alt, und mein Hals war bislang mein größter Kummer – er wurde in den letzten Jahren immer schlaffer und schrumpeliger. Jetzt ist er fast wieder straff. Nun habe ich mir Ihr Buch gekauft, und übe erst drei Tage sehr intensiv, aber fühle schon, daß meine Gesichtshaut glatter wird und gut durchblutet ist.«

Frau S.:

»Vor zirka drei Wochen habe ich mir Ihr Buch ›Self-Lifting‹ gekauft und bin schon nach der kurzen Zeit von der enormen Wirkung überzeugt.«

Frau H.:

»Ich habe mir vor zwei Wochen Ihr Buch ›Self-Lifting‹ gekauft und gleich mit den Übungen begonnen. Von dem sichtbaren Effekt auf mein Aussehen, das sich jetzt schon zeigt, bin ich begeistert.«

Frau O.:

»Ich habe auf Grund einer Fernsehsendung von Ihnen und Ihrer Methode gehört und mir das Taschenbuch aus dem ECON-Verlag gekauft. Seit zwei Wochen beschäftige ich mich mit den angegebenen Übungen und kann schon von guten Ergebnissen berichten.«

SELF-LIFTING – EIN SYSTEM, DAS ALLE BEGEISTERT

Soweit die Reaktionen meiner Leserinnen. Als Motivationsverstärkung möchte ich Ihnen zudem die Reaktion meiner Ärztin bei der Beurteilung meines Gesichts nicht vorenthalten. Ich war selbst überrascht, als sie mir bestätigte: »Die Gewebestrukturen Ihres Gesichts entsprechen denen einer Frau von 25 bis 30 Jahren.«

Solche Komplimente haben mich bestärkt, weiterzumachen, und ich kann Ihnen auch nur raten, nicht in Ihren Anstrengungen nachzulassen. Die selben positiven Ergebnisse, wie Sie sie mit dem Self-Lifting-Programm fürs Gesicht erzielen konnten, werden sich bald auch für Ihre Brust und Ihr Dekolleté einstellen, und zwar mit dem in diesem Buch beschriebenen speziellen Self-Lifting-Übungsprogramm. Es ist ganz einfach umzusetzen, aber äußerst wirksam.

Self-Lifting für Dekolleté und Busen: Es ist nie zu früh und nie zu spät

Wenn schon ganz junge Mädchen von knapp zwanzig Jahren mir gestehen, daß sie unzufrieden mit ihrer Brust seien und meinen Rat wünschen, dann schildere ich Ihnen gerne meine eigenen Erfahrungen. Sie sind immer wieder erstaunt, wenn ich Ihnen erkläre, wie wichtig die Ausbildung der natürlichen BHs ist und wie einfach sich das Self-Lifting-Programm anwenden läßt, um einen solchen gut funktionierenden natürlichen BH zu entwickeln.

Dieses Übungsprogramm hilft aber nicht nur jungen Mädchen, einen perfekten Busen zu bekommen und auch zu behalten, es sorgt auch dafür, daß schon erkennbare Spuren des Alterns aufgehalten oder gar rückgängig gemacht werden. Nehmen Sie mein persönliches Beispiel. Als ich mit 46 Jahren begann, das Self-Lifting-Programm für Dekolleté und Busen zu entwickeln, war ich schon in einem reifen Alter. Aber es war bei weitem noch nicht zu spät, wie Sie unschwer sehen können.

Es gibt also überhaupt keinen Grund, die Flinte ins Korn zu werfen, selbst wenn Sie schon lange nicht mehr zu den Zwanzigjährigen gehören. Das neue, erweiterte Self-Lifting-Programm hält eine Lösung für alle bereit: Es verhilft Ihnen nur mit wenig Mühe und Trainingsaufwand zu einem wunderschönen Dekolleté und einem perfekten Busen. Es ist daher nie zu früh – und vor allem nie zu spät – um mit dem Self-Lifting-Programm zu beginnen. Fangen Sie am besten heute schon damit an!

Das Video zum Buch

Camille Volaires Self-Lifting Programm **auf Video** zeigt alle Übungen in der Anwendung und verhilft Ihnen in der täglichen Praxis leichter und **schneller zum Erfolg.**

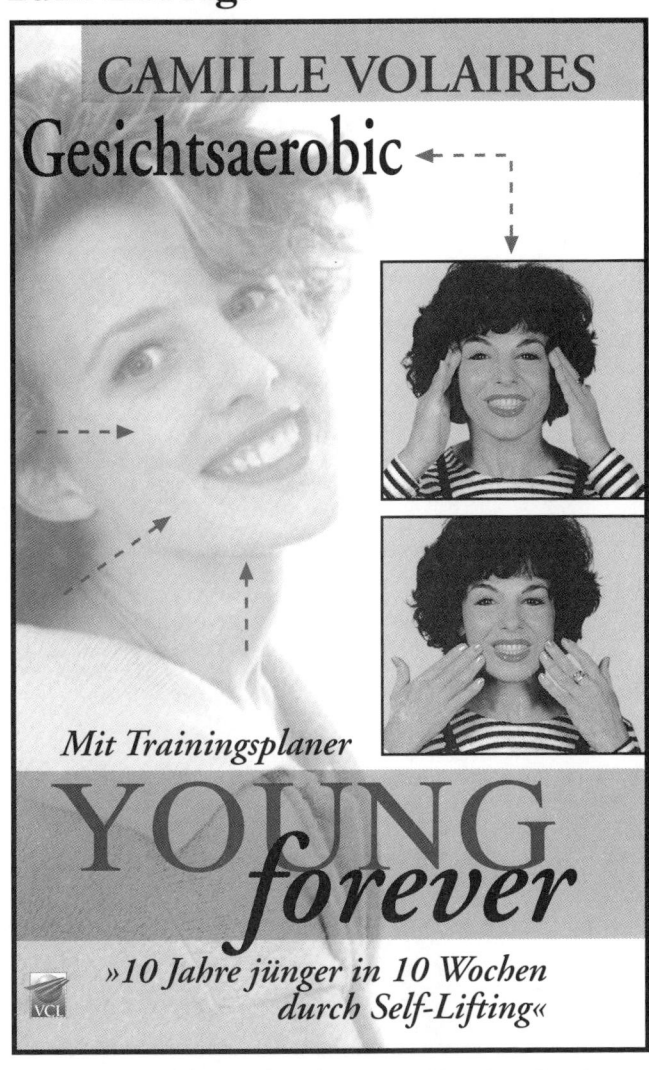

CAMILLE VOLAIRES
Gesichtsaerobic

Mit Trainingsplaner

YOUNG *forever*

»10 Jahre jünger in 10 Wochen durch Self-Lifting«

Jetzt im Handel oder direkt bei:
Rainbow Distribution Services GmbH / Abt. Versand
Tel. 05401/851222 · Fax 05401/851233 **Best.-Nr. 2852**

ECON RATGEBER

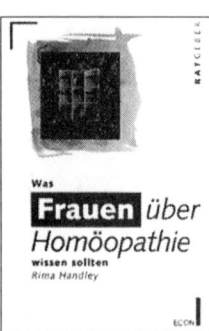
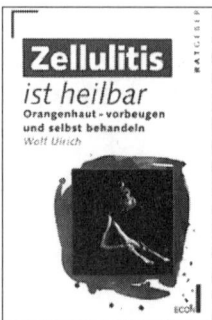
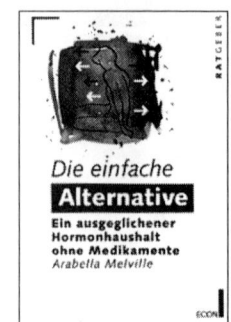

Rima Handley
Was Frauen über Homöopathie wissen sollten
TB 20492-0

Viele Frauen entdecken heute die Homöopathie als ideale Heil- und Therapiekunst. Nahezu ohne Nebenwirkungen können mit Hilfe der Homöopathie gerade Frauenleiden wie Menstruationsbeschwerden, Probleme in der Schwangerschaft und die Menopause sanft behandelt werden. Das Buch bietet Behandlungshinweise sowie Heilinformationen zu Kinderkrankheiten und ein homöopathisches Erste-Hilfe-Programm.

Wolf Ulrich
Zellulitis ist heilbar
Orangenhaut – vorbeugen und selbst behandeln
TB 20541-2

Unter Zellulitis leiden vor allem Frauen. Durch gesunde Lebensführung, richtige Ernährung, Sport, Gymnastik, Massage und viel Geduld ist Zellulitis heilbar. Der Autor entwickelt eine 10-Wochen-Kur, die zur Selbstbehandlung geeignet ist.

Arabella Melville
Die einfache Alternative
Ein ausgeglichener Hormonhaushalt ohne Medikamente
TB 20491-2

In jedem Alter können Hormone im Körper einer Frau ein Chaos verursachen: Stimmungsschwankungen, Periodenschmerzen, Freßsucht und Hitzewallungen. Dieses Buch erklärt, wie sie sich mit Hilfe der richtigen Mineralien, Vitamine und Fette, aber auch mit entsprechenden Entspannungsübungen und natürlichen Therapieformen von allen hormonabhängigen Problemen befreien können.

ECON TASCHENBÜCHER

ECON

ECON RATGEBER

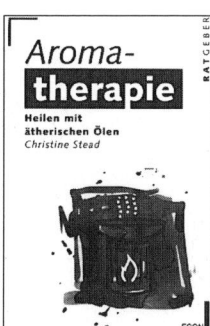

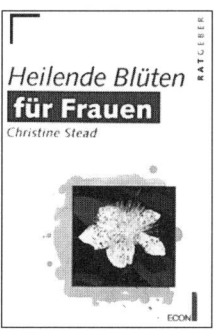

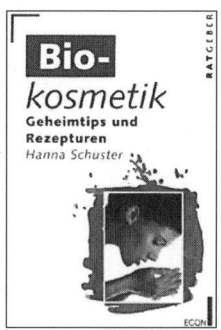

Christine Stead
Aromatherapie
Heilen mit ätherischen Ölen
TB 20340-1

Die Aromatherapie ist eine Heilkunst, die ätherische Öle von verschiedenen Pflanzen einsetzt, um die Gesundheit des Körpers und der Seele zu fördern. Die Autorin erläutert die Eigenschaften und Einsatzmöglichkeiten von ätherischen Ölen, gibt Ratschläge für Massagen und schlägt verschiedene Ölmischungen für häufig vorkommende Beschwerden vor.

Christine Stead
Heilende Blüten für Frauen
TB 20521-8

Natürlich ist die Blütentherapie nicht nur für Frauen geeignet. Doch in diesem Buch geht es ausschließlich um Krankheiten und die Bedürfnisse von Frauen. So erläutert Christine Stead ausführlich den Gebrauch der Blütenessenzen bei Menstruationsbeschwerden, in der Schwangerschaft, in den Wechseljahren, aber auch bei typisch weiblichen Alltagsbeschwerden.

Hanna Schuster
Biokosmetik
Geheimtips und Rezepturen
TB 20498-X

Seit über 40 Jahren sammelt Hanna Schuster Erfahrungen im Bereich Naturkosmetik – selbst Filmstars und Prominente wie Jil Sander schwören auf ihre Produkte. In diesem Buch bietet die Autorin einen kompletten Leitfaden zur kosmetischen Selbstbehandlung – hochwertige Cremes und Lotionen können nach Rezept problemlos hergestellt werden.

ECON TASCHENBÜCHER

ECON